Sociétés de Médecine de Paris, Médico-Chirurgicale et de Médecine et de Chirurgie Pratiques.

Séance du 7 mars 1901

tenue par les trois sociétés réunies au Palais des Sociétés savantes

DES SÉRUMS EN THÉRAPEUTIQUE

Rapports de

MM. Edmond Vidal, H. Gillet et Hallion.

CLERMONT (OISE)
IMPRIMERIE DAIX FRÈRES
3, PLACE SAINT-ANDRÉ, 3

1901

DES SÉRUMS EN THÉRAPEUTIQUE

LES SÉRUMS ORGANIQUES

par Edmond Vidal,
Membre de la Société de Médecine de Paris.

La lutte contre l'infection et les maladies infectieuses étant la raison d'être des *sérums en thérapeutique*, nous allons exposer rapidement l'évolution de la maladie infectieuse et les moyens de résistance de l'organisme qui nous conduiront droit à la sérothérapie.

I. Infection et maladies infectieuses.

L'infection peut être définie *l'envahissement de l'organisme par un microbe plus ou moins caractérisé dont les sécrétions ou toxines vont intoxiquer les éléments nobles.* Ces toxines, ainsi que l'a établi Armand Gautier, sont « généralement complexes ; elles se composent d'une faible proportion de matières alcaloïdiques accompagnées de produits azotés très actifs, intermédiaires entre les alcaloïdes véritables et les matières albuminoïdes, et jouissant souvent du pouvoir diastasique ».

Toxines. — On peut diviser les *toxines* en deux grandes classes, les unes se retrouvant dans les cultures filtrées à la bougie d'alumine sous pression, les autres faisant partie intégrante de la cellule microbienne et ne passant pas à la filtration.

D'où deux modes d'action de cette même toxine, l'un *local*, ne se produisant que dans la région en contact avec le microbe, l'autre *général* et agissant sur tout l'organisme.

Le chauffage entre 60 et 100 degrés détruit cette toxine générale, fonction du microbe, alors qu'une ébullition même prolongée n'altère pas la toxine locale, inhérente au microbe lui-même.

De cette division, l'on peut tirer de suite une conséquence pratique : si un microbe donné sécrète une toxine soluble, son action même ira se faire sentir loin du point d'entrée, et l'infection sera soumise à la *virulence* du microbe. Au contraire, si la toxine est insoluble, de la pullulation plus ou moins rapide du microbe inoculé dépend la maladie infectieuse, dont la gravité sera en raison directe du *nombre* de microbes produits au lieu d'inoculation.

L'attaque. — Etant donné un microbe pathogène pénétrant dans l'organisme, que va-t-il devenir ? S'il rencontre un *terrain propice*, si les conditions requises pour son développement sont favorables, il va se multiplier rapidement et, par la voie sanguine et lymphatique, envahir l'organisme.

Le sang étant un mauvais milieu pour lui, il ne fait qu'y passer et va se localiser dans des tissus plus aptes à son développement, dans le cœur, le rein, la paroi des vaisseaux, etc...

S'il a pris la voie des lymphatiques, il parvient aussi, malgré l'action vigilante des ganglions qui cherchent à lui opposer une barrière, aux organes qui lui conviennent et y prolifère, traduisant bientôt sa présence par des troubles fonctionnels de diverse nature causés par les toxines, et dont le plus constant est la *fièvre*.

La défense. — Mais tout ne se passe pas toujours ainsi, car si le microbe cherche à envahir l'organisme, l'organisme, lui, se défend brillamment, et la victoire lui reste souvent. Dès la pénétration du microbe, dès la sécrétion des premières traces de toxines, en vertu d'un pouvoir biologique encore discuté, mais logiquement admissible, et que l'on pourrait désigner sous le nom *d'instinct cellulaire* au lieu de l'appeler *pouvoir chimicotaxique*, les leucocytes, nageant librement dans le sang, se précipitent à la rencontre de l'envahisseur, traversent par diapédèse les parois des vaisseaux, et, arrivant sur le microbe, cherchent à l'englober dans leurs multiples pseudopodes. S'ils sont en nombre suffisants, si leur vitalité est normale, ils restent maîtres du terrain, et, grâce à cette *phagocytose* qui l'a sauvé de l'envahisseur, l'organisme reprend sa vie normale qu'a troublée un instant cette tentative d'effraction.

Etat bactéricide. — Pour certains biologistes, le phagocyte ne serait pas seul à défendre l'organisme ; il serait aidé par l'*état bactéricide des humeurs*, qui, dans certaines conditions, arrêteraient et tueraient même les microbes. Metchnikoff, le promoteur de la théorie phagocytaire, nie cet état bactéricide des humeurs et fait du phagocyte le seul agent destructeur des microbes dans nos tissus. Cet absolutisme nous paraît exagéré ; il est difficilement admissible qu'en une seule classe de cellules soit monopolisée la défense de l'organisme et nous pensons que si les phagocytes jouent le principal rôle de défense contre les microbes, l'état non pas *bactéricide*, mais *antitoxique* des humeurs tend à neutraliser les toxines élaborées, neutralisation que continue le foie, en attendant que le rein les élimine.

Si nous posons en principe que la destruction microbienne et l'arrêt de l'infection sont dus à la phagocytose, le but que devra poursuivre notre thérapeutique sera *d'exalter, dans les maladies infectieuses, l'activité des phagocytes* pour leur permettre d'englober aisément les microbes. Or nulle substance chimique n'étant capable d'augmenter la vitalité des phagocytes, il fallait se tourner vers les substances organiques. On injecta dans ce but du *sérum sanguin physiologique* ; puis on étudia l'action sur l'organisme du *sérum d'animaux vaccinés* contre une maladie infectieuse. L'obtention *in vitro* des produits de sécrétion microbienne, des toxines, permit à Pasteur de découvrir qu'en laissant vieillir certaines toxines et en les inoculant aux animaux, on provoquait seulement une forme atténuée de la maladie à laquelle ces animaux résistaient et qui leur permettait de subir désormais l'inoculation d'une dose plusieurs fois mortelle de culture virulente.

C'était le premier pas vers *l'atténuation des virus*, vers *l'immunisation*. La voie était ouverte à la *sérothérapie*.

Stimulines. — La recherche du mode d'action des sérums dits thérapeutiques nous ferait entrer dans de longs et fastidieux développements sans parvenir à une solution admise de tous. Nous nous contenterons de dire, en terminant cet exposé de l'infection et des modes de défense de l'organisme, que les dernières recherches de Metchnikoff font de ces sérums non pas des *antitoxiniques*, mais des *stimulants des cellules phagocytaires*, autrement dit des *stimulines*. C'est donc sur les cellules de l'organisme qu'agiraient ces *antitoxines*, dont la nature intime est encore inconnue, et dont l'utilisation en thérapeutique a peut-être été prématurée, la clinique n'étant pas encore parvenue à justifier les espérances qu'avaient permis de concevoir des expériences de laboratoire, faites dans des conditions particulières et sur un terrain choisi d'avance.

II. Les sérums en général.

En considérant, avec Landouzy, la sérothérapie comme « la méthode qui emprunte ses agents et ses moyens thérapeutiques aux sérums », nous aurons à étudier le sérum de sang physiologique, — le sérum du sang des malades ou convalescents, — le sérum des animaux immunisés et le sérum artificiel.

§ I. — *Le sérum sanguin physiologique.*

Nous ne nous attarderions pas à étudier longuement la sérothérapie physiologique, fonction de l'hématothérapie et bien délaissée aujourd'hui, si cette méthode n'avait ouvert la voie aux travaux de sérothérapie antitoxique. C'est en effet après les expériences de Maurice Raynaud qui, dès 1877, avait établi la possibilité d'immuniser un animal contre la vaccine en lui injectant une certaine quantité de sang de génisse en pleine éruption vaccinale, que Charles Richet et Héricourt, puis le prof. Bouchard et ses élèves étudièrent les sérums d'animaux immunisés et découvrirent leurs propriétés thérapeutiques.

Pensant que le chien et la chèvre étaient réfractaires à la tuberculose, c'est-à-dire incapables d'acquérir cette maladie, MM. Richet et Héricourt essayèrent d'injecter à des tuberculeux le sérum sanguin provenant d'une saignée faite à ces animaux.

Aseptiquement recueilli dans des vases stérilisés et sur des animaux à jeun (le sérum d'animaux en pleine digestion pouvant contenir des microbes passés par les chylifères), le sang est laissé au repos pendant le temps nécessaire à la coagulation. Le sérum séparé, on le soutire au moyen d'un ballon-pipette, et on l'injecte en quantité plus ou moins grande sous la peau des malades.

Ce sérum est un liquide visqueux, de couleur jaune ambrée chez le chien, un peu rosée chez la chèvre, assez transparent, à réaction franchement alcaline. Il contient :

1° De l'eau, environ 90 %.

2° Des substances albuminoïdes (sérum-albumine, sérum-globuline).

3° Des matières azotées (urée, xanthine, créatine, créatinine, etc.)

4° Des matières extractives (graisse, lécithine, fibrine, glucose.)

5° Des sels minéraux (chlorure de sodium, phosphates, carbonates, etc.).

6° Des gaz (CO^2 — O—).

Les effets obtenus par MM. Richet et Héricourt furent assez sensibles ; les tuberculeux injectés reprirent du poids, leur appétit revint, l'affaiblissement diminua, mais *on ne put noter aucun effet spécifique sur les bacilles tuberculeux et il fallut n'attribuer au sérum sanguin physiologique qu'une action tonique et stimulo-nutritive nullement supérieure à l'action des sérums dits artificiels.*

Après Richet et Héricourt, Dominici injectant du sérum de chien, Bertin et Pick, Lépine, du sérum de chèvre, obtinrent les mêmes résultats, mais sans le moindre effet curatif.

Les travaux de laboratoire se succédèrent ; l'on découvrit au sérum sanguin un *pouvoir globulicide* altérant les hématies d'espèce différente et disparaissant par le chauffage à 55° ; — un *pouvoir coagulant* agissant sur le sang d'animaux d'espèce différente et disparaissant aussi à 55°, — un *pouvoir toxique* se manifestant toujours sur les animaux d'espèce différente, et ne disparaissant pas, celui-ci, par le chauffage. Mais aucune application pratique ne put être nettement définie, et la sérothérapie physiologique n'est plus à l'heure actuelle qu'une méthode d'expérimentation sans valeur thérapeutique précise.

§ 2. — *Le sérum du sang des convalescents et des malades.*

Pas plus que le sérum du sang physiologique, n'est avantageusement infecté à l'heure actuelle le sérum du sang des malades ou des convalescents.

Dans le *rhumatisme articulaire aigu*, Weiss a injecté du sérum sanguin de convalescents d'attaque récente ; il aurait obtenu une diminution de la tuméfaction et des douleurs articulaires, ainsi qu'un abaissement notable de la température. Mais cette action curative fut très fugitive et après quelques heures, la maladie reprit son cours.

Dans la *pneumonie*, de Lichtheim abaissa parfois avec du sang de convalescents la température initiale, mais dans un certain nombre de cas l'effet fut nul, et dans d'autres se produisit une subite aggravation.

Dans la *fièvre typhoïde*, Chantemesse et Widal, puis Hammerschlag déterminèrent un abaissement temporaire de la température mais aucune influence ne se produisit sur la marche de l'affection.

Dans la *syphilis*, le sérum sanguin de syphilitiques atteints d'accidents secondaires et tertiaires, injecté à petite dose, par Wenioreski et par Pellizari, ne parut avoir aucune efficacité. Gilbert et Fournier, augmentant notablement les doses injectées, obtinrent certains résultats, tels que la disparition d'éruptions roséolaires ou papuleuses; néanmoins ils trouvèrent ces résultats insuffisants et dirigèrent alors leurs recherches vers la sérothérapie antitoxinique.

§ 3. — *Les sérums d'animaux immunisés.*

Les sérums d'animaux immunisés, dits sérums antitoxiques, sont déjà fort nombreux ; il n'est pas de maladie infectieuse contre laquelle un sérum antitoxique n'ait été préconisé, pour être bien souvent rejeté après essai pratique. Car il y a loin de l'expérience de laboratoire à l'application clinique, et certains sérums qui, *in vitro*, neutralisent à petites doses de grandes quantités de toxines, restent inactifs quand ils sont injectés au malade, lorsqu'ils n'aggravent pas son état morbide. Aussi leur utilisation pratique, en dehors des services hospitaliers, véritable champ d'expérimentation des méthodes nouvelles, est-elle des plus restreintes et le praticien doit-il, avant de les employer dans sa clientèle, bien connaître et leurs applications et leur mode d'emploi.

Réglementation de la vente des sérums. Loi de 1899. — Echappant au contrôle chimique, les sérums antitoxiques ne devront être employés que s'ils proviennent d'un laboratoire autorisé par le Comité consultatif d'hygiène et par l'Académie de médecine, ainsi que l'exige la Loi du 25 avril 1895, qu'il y a grand intérêt à connaître et dont nous reproduisons ci-dessous le texte :

Loi concernant la préparation et la vente des sérums thérapeutiques et autres liquides organiques injectables. — Article premier. — Les virus atténués, sérums thérapeutiques, toxines modifiées et produits analogues pouvant servir à la prophylaxie et à la thérapeutique des maladies contagieuses et les substances injectables d'origine organique non définies chimiquement, appliqués au traitement des affections aiguës ou chroniques, ne pourront être achetés, à titre gratuit ou onéreux, qu'autant qu'ils auront été, au point de vue soit de la fabrication, soit de la provenance, l'objet d'une autorisation du gouvernement, rendue après avis du Comité consultatif d'hygiène de France et de l'Académie de Médecine.

Ces produits ne bénéficient que d'une autorisation temporaire et révocable. Ils seront soumis à une inspection exercée par une Commission nommée par le Ministre compétent.

Art. 2. — Ces produits seront délivrés au public par les pharmaciens, sur ordonnances médicales. Chaque bouteille ou récipient portera la marque du lieu d'origine et la date de sa fabrication. En cas d'urgence, les médecins sont autorisés à fournir à leur clientèle ces mêmes produits.

Lorsqu'ils seront destinés à être délivrés à titre gratuit aux indigents, les flacons contenant ces produits porteront dans la pâte du verre, les mots : Assistance publique. Gratuit.

Ils pourront alors être deposés, en dehors des officines de pharmacien et sous la surveillance d'un médecin, dans des établissements d'assistance désignés par l'administration, qui auront la faculté de se procurer directement ces produits.

Toutes ces prescriptions ne s'appliquent pas au vaccin humain ou animal.

Art. 3 — Les distributions des substances mentionnées à l'article 1er à quelque titre qu'elle soit faite, sera assimilée à la vente et soumise aux dispositions de l'article 423 du Code pénal et de la loi du 27 mars 1851.

En conséquence, seront punis des peines portées par l'article 423 du Code pénal et par la loi du 27 mars 1851, ceux qui auront trompé sur la nature des dites substances qu'ils sauront être falsifiées ou corrompues et ceux qui auront trompé ou tenté de tromper sur la qualité des choses livrées.

Art. 4. — Toutes autres infractions aux dispositions de la présente loi, seront punies d'une amende de 16 à 1,000 francs.

Bien qu'atténuant fortement la responsabilité des intermédiaires chargés de fournir au praticien le sérum antitoxique, cette loi ne le met pas à l'abri des insuccès ou des accidents, et tout récemment encore un laboratoire étranger mettait en circulation du sérum antidiphtérique contenant des bacilles tétaniques. — Pourtant, comme le faisait ressortir le Dr Bourillon dans son Rapport présenté à la commission de la Chambre le 5 août 1895, la réglementation de la vente des sérums est des plus sévères à l'étranger, particulièrement en Allemagne où un représentant de l'Etat attaché à chaque laboratoire enferme le sérum après sa préparation dans une armoire dont il a seul la clef. Il prélève ensuite au hasard dans cette armoire un certain nombre d'échantillons qu'il expédie à un laboratoire de contrôle et d'analyse, et ce n'est qu'après autorisation venue de ce laboratoire que les flacons enfermés sont livrés à la consommation, scellés et plombés.

Il est donc indispensable que les sérums thérapeutiques soient préparés par des biologistes d'un savoir et d'une honnêteté sans défaillance, la moindre faute pouvant occasionner des accidents mortels ; — il serait en outre désirable, afin de ne léser les intérêts de personne et de permettre au praticien l'utilisation des sérums thérapeutiques sans passer sous les fourches caudines d'un monopole, qu'un contrôle biologique permanent fût institué par l'Etat et chargé de pratiquer comme en Allemagne, l'essai des sérums produits par les laboratoires privés.

Préparations des sérums. — Pour éviter des redites qui se répéteraient fatalement avec l'étude de chaque sérum, nous allons, sans entrer toutefois dans de trop longs détails techniques sans intérêt pratique exposer rapidement la préparation des sérums, préparation qui, sauf quelques variantes, reste la même pour tous.

Bien qu'on puisse utiliser le sérum de chèvre ou le sérum de vache, c'est le sérum de cheval qu'on emploie couramment, car le cheval est aisé à immuniser et son immunisation est d'une longue durée. En outre, son sérum est facile à recueillir par saignée de la jugulaire, et il est sans grand effet nocif sur les hématies de l'homme.

On choisit un cheval encore jeune, de 6 à 8 ans, exempt de toute tare et préalablement soumis à l'épreuve de la malléine. On lui injecte le premier jour dans la peau de l'encolure, avec toutes précautions antiseptiques, une dose très faible, variant d'un demi à un centimètre cube d'un mélange à parties égales de toxine et de liqueur de Gram, ou solution iodo-iodurée, dont le but est d'atténuer l'activité de la toxine. Quelques jours après, on renouvelle l'injection en augmentant la quantité de toxine et en diminuant la quantité de liqueur de Gram, jusqu'à arriver à injecter de la toxine pure vers le 35e jour. A partir de ce moment, on injecte l'animal tous les 2 ou 3 jours tantôt sous la peau, tantôt dans la jugulaire ; il se produit chaque fois une réaction intense, fièvre, diarrhée, sudation abondante, mais passagère. Au bout de 3 mois environ, le sérum de ce cheval peut jouir de propriétés préventives ou curatives vis-à-vis de l'infection contre laquelle on l'a immunisé et, avant de l'utiliser, on le laisse reposer vingt jours après la dernière injection, afin que son sang ne contienne pas une trop grande quantité de toxines.

Pour extraire ce sérum, l'animal ayant été laissé à jeun depuis le matin, on ponctionne la jugulaire vers son tiers moyen, avec de minutieuses précautions d'asepsie. Le sang est recueilli dans un bocal stérilisé pendant qu'on fait manger le cheval pour aider à l'issue sanguine.

Ce bocal, encapuchonné de papier, est laissé au repos dans un endroit sec pendant 24 ou 36 heures. Le sérum se sépare du caillot, et on le transvase dans une allonge stérilisée, d'où il est réparti facilement dans des flacons de 10 centimètres stérilisés, et bouchés au caoutchouc et à la paraffine.

Ces flacons sont mis de suite à l'étuve à 37°. Après 3 jours on élimine ceux qui se sont troublés, signe de contamination accidentelle par des germes étrangers, et on livre les autres à la consommation.

Sérum desséché. — Pour assurer la conservation du sérum et pour faciliter son envoi dans les pays éloignés, on peut avantageusement le dessécher dans le vide à basse température. Il en résulte une poudre jaunâtre qui a tous les avantages du sérum liquide sans avoir comme lui l'inconvénient de s'altérer à l'air et à la lumière.

Pour s'en servir, on le fait dissoudre dans 10 fois son poids d'eau stérilisée, et il ne diffère alors en rien du sérum liquide.

Technique de l'injection. — Toutes les seringues hypodermiques sont bonnes pour pratiquer l'injection de sérum, pourvu qu'elles soient stérilisables par l'ébullition et en parfait état de propreté.

La région généralement adoptée est la peau du flanc ; il n'y a pourtant aucune raison spéciale qui l'impose, et, si l'on veut pratiquer une injection absolument indolore, on peut la faire en pleine fesse, vers le milieu d'une ligne joignant la dernière vertèbre sacrée au bord supérieur du grand trochanter.

La peau doit être brossée au savon, puis lavée à l'éther, à l'alcool et à la solution antiseptique, pendant que la seringue bout à grande eau, et que l'opérateur stérilise ses mains aussi attentivement que s'il allait pratiquer une intervention chirurgicale. La seringue chargée,l'aiguille tenue isolément à la main est enfoncée perpendiculairement à la peau et d'un seul coup ; après quelques secondes d'attente permettant de voir si le pertuis ne donne issue à aucun écoulement sanguin, la seringue est adaptée à l'aiguille et l'injection est poussée très lentement.

Ainsi pratiquée, l'injection n'est nullement douloureuse, et les accidents septiques qui peuvent se produire ne sont en rien imputables au manuel opératoire.

Autres modes d'administration des sérums.— D'autres modes d'administration des sérums thérapeutiques ont été préconisés.

Dans certains cas d'extrême urgence on a utilisé la *voie intraveineuse*,et Garampazzi a guéri un enfant atteint de diphtérie grave par 2 injections intra-veineuses de sérum antidiphtérique. Cette voie nous semble dangereuse, à cause de l'action directe que peut avoir sur les hématies un sérum brusquement lancé dans la circulation.

La *voie buccale* ne permet pas une posologie bien précise, car il est bien difficile de savoir la quantité de sérum qui sera assimilée et utilisée. Elle a été employée pour le sérum antidiphtérique,mais sans résultats constants.

Quant à la *voie rectale*, proposée par Chantemesse,elle est encore plus infidèle, et de plus, pour peu que l'injection soit plusieurs fois répétée, elle occasionne des rectites qui affectent désagréablement les malades.

III. Les sérums en particulier.

Notre tâche, jusqu'ici, a été assez facile ; nous avons exposé des théories ou relaté des faits suffisamment précis pour être étudiés et pris en considération par le praticien. Maintenant qu'il nous faut étudier les sérums antitoxiques en particulier et dire au praticien « celui-ci est à employer,—celui-ci est à rejeter », les difficultés se présentent vraiment et notre besogne se complique. Car nous ne devons pas oublier que nous ne faisons pas ici œuvre de savant, mais de praticien ; les travaux de laboratoire foisonnent sur la sérothérapie, mais le fil conducteur manque et le praticien ne peut se reconnaître dans ce dédale.

Nous n'étudierons donc pas toutes les maladies où un sérum antitoxique a été proposé, car il nous faudrait passer en revue toute la pathologie infectieuse ; nous examinerons simplement les cas dans lesquels vous serez autorisés à songer à l'emploi d'un sérum antitoxique, quand vous n'aurez pas à espérer la guérison des efforts de la bonne vieille nature médicatrice que ne font que seconder les moyens médicamenteux.

§ I. — *Tuberculose.*

C'est contre la tuberculose que furent dirigés les premiers efforts de la sérothérapie naturelle par Richet et Héricourt, qui dès 1889 injectèrent à des tuberculeux du sang de chien et de chèvre. Depuis cette époque on ne cessa de poursuivre l'étude de cette question,qui restait soumise à la découverte de la possibilité de vacciner les animaux contre la tuberculose.

Divers moyens ont été préconisés tour à tour. L'injection de *sérum d'animaux inoculés à la tuberculose aviaire* parut donner à Leroux et à Charrin quelques résultats dans le traitement du *lupus* et des *tuberculoses chirurgicales.*

Le *sérum d'animaux inoculés* soit avec des *cultures stérilisées*, soit avec des *extraits tuberculeux*, soit avec de la *toxine tuberculeuse*, sembla susciter entre les mains de Richet et Héricourt, de Boinet, de Behring, de Bernheim, une réaction antitoxique de l'organisme, mais sans effet durable.

Le sérum obtenu de l'injection de *tuberculine aviaire* et *humaine* suivie d'injection de *produits tuberculeux* montra à Babès et à Broca des propriétés immunisantes et curatives chez le lapin et le cobaye ; il améliora même quelques tuberculoses cutanées humaines, mais il fut souvent inefficace et n'est pas dépourvu de dangers.

Nous ne dirons rien de la *tuberculine de Koch* qui, avec *la malléine* doit rentrer dans la catégorie des *vaccins* et n'a en rien trait à la thérapeutique.

Reste le *sérum de Maragliano*, préconisé au *Congrès de la tuberculose* de 1898 et dont l'action a été étudiée sur 1362 malades.

Maragliano extrait de cultures de tuberculose humaine très virulentes toutes les substances toxiques qui y sont contenues. Ces substances toxiques sont séparées en 2 groupes, l'un hyperthermisant, provenant du corps même des microbes et contenant les protéines, l'autre hypothermisant renfermant les produits de sécrétion des bacilles, les toxialbumines.

Associant trois parties du 1er groupe à une partie du 2e, il pratique à ses tuberculeux des injections à dose progressive et obtiendrait ainsi assez rapidement la chute de la fièvre, la disparition des bacilles des crachats et la guérison des foyers broncho-pneumoniques.

Malheureusement ces résultats des plus brillants lui sont restés absolument personnels et les quelques thérapeutes qui ont expérimenté sa méthode n'en ont tiré aucun résultat satisfaisant.

Son sérum, en tant qu'antagoniste de la *tuberculine*, c'est-à-dire de la toxine de bacille tuberculeux, a une certaine action, mais il n'a aucun effet contre le microbe lui-même dont il ne peut arrêter l'évolution fatale. Néanmoins, son effet sur les poisons tuberculeux doit être pris en considération, car, détruisant les toxines et leurs effets sur la nutrition du tuberculeux, il permet à l'organisme de lutter contre l'envahissement et à l'état général de se remonter.

Peut-être dans un avenir plus ou moins éloigné pourra-t-on ajouter à ce sérum antitoxinique un sérum antibacillaire qui en fera le spécifique cherché.

§ 2. — *Tétanos.*

Préconisé comme curatif lors de sa découverte par Behring et Kitasato, le sérum antitétanique dut passer bientôt au rang de sérum préventif : rien n'est changé dans le traitement du tétanos déclaré dont l'issue reste fatale.

De toutes les toxines, la toxine tétanique est la plus virulente, et celle dont la diffusion se fait le plus rapidement : 0 gr. 00015 suffisent à tuer un cobaye en quelques heures, par action sur le bulbe.

Si l'antitoxine est injectée après l'inoculation microbienne, elle ne peut amener la destruction d'un poison existant déjà dans la circulation et ayant déjà imprégné les cellules nerveuses. Par contre quand cette antitoxine sera injectée dès l'inoculation, avant que les toxines aient eu le temps de se produire, les cellules organiques et les humeurs auront eu le temps d'organiser la résistance et les accidents tétaniques ne se produiront pas.

Aussi, pour obtenir un effet utile de l'injection de sérum antitétanique, faut-il l'injecter dans les 24 heures qui suivent l'inoculation microbienne.

Mais comment savoir quand se produit cette inoculation ? Faut-il de parti pris injecter du sérum antitétanique à tous les blessés atteints de plaie par écrasement, de plaie par coup de feu, ou dont les plaies ont été souillées de terre ou de fumier ? Si telle est la pratique de certains chirurgiens comme Bazy et Reclus, ce n'est pas celle du commun des praticiens qui ont pourtant l'occasion d'observer journellement des plaies de cette nature et qui voient rarement se produire des accidents tétaniques.

Etant donné la difficulté de préciser ce qui rend un blessé « suspect de tétanos » et l'impossibilité d'injecter préventivement tous les blessés, *il vaut mieux dans la pratique courante n'employer le sérum antitétanique que si plusieurs accidents se produisant à quelques jours d'intervalle en un même lieu, chantier ou écurie, l'un des blessés présente des accidents tétaniques.*

§ 3. — *Streptococcoses.*

L'utilisation du sérum antistreptococcique par Marmoreck dans le traitement des streptoccocoses, de l'érysipèle, de la fièvre puerpérale, des infections post-opératoires, des phlegmons, des angines, des broncho-pneumonies, etc., avait fait concevoir de légitimes espérances, mais l'expérimentation a refusé son contrôle aux données théoriques, et à part quelque fanatiques, personne n'emploie plus le *sérum de Marmoreck*, dont la vogue fut grande à son apparition.

Le 22 février 1895, Marmoreck disait à la Société de biologie :

« Dans tous les cas d'érysipèle traités, l'abaissement de la température se faisait d'une manière complète au bout d'un temps relativement court, le plus souvent en 24 heures, après l'injection curative de quantités de sérum variant de 5 à 30 centim. cubes ; pendant ce temps, l'état général devenait aussi des plus satisfaisants. Quand il y avait de l'albumine dans les urines, cette albumine disparaissait avec rapidité. Dans certains cas très graves, la guérison a été obtenue contre toutes nos prévisions. En résumé, on peut conclure dès à présent que le sérum constitue un traitement spécifique vraiment efficace de l'érysipèle. »

Or aucune preuve clinique ne vint confirmer cette assertion. Alors que l'érysipèle traité par les moyens ordinaires donne une mortalité de 3,5 %, à Juhel-Renoy, de 3,43 à Roger, elle accuse chez Chantemesse avec le sérum antistreptococcique 3,40, c'est-à-dire la bonne moyenne ordinaire. *Inutile donc pour s'abaisser en rien la mortalité de l'érysipèle de recourir à une médication sérothérapique qui n'a même pas pour résultat de hâter la guérison.*

Dans la *fièvre puerpérale*, le résultat a été nul, ainsi que dans la *septicémie post-opératoire*. L'injection de sérum n'amena pas même l'abaissement de température passager sur lequel on comptait, et aucun praticien consciencieux ne consentit d'ailleurs à renoncer au traitement local comme le demandait Marmoreck, et à attendre patiemment les effets du sérum qui ne se feraient nullement sentir. Dans certains cas (Durante et Siron, Gaulard), la mort ne tarda pas à suivre l'injection de sérum.

Josias essaya ce sérum dans 95 cas de *scarlatine* et conclut de sa statistique que ni l'évolution de la maladie, ni la marche de la température, ni les suppurations fréquentes dans la scarlatine ne furent modifiées.

Par contre, il observa avec *Sevestre* au niveau des piqûres des abcès graves, à extension rapide, des lymphangites, des purpuras, des éruptions polymorphes, des urticaires généralisées, etc.

Ce rapide exposé nous suffit à conclure au *rejet du sérum antistreptococcique dans toutes les affections où il a été préconisé.*

§ 4. — *Venins.*

Les piqûres de vipères, seuls reptiles venimeux du continent, sont rarement suivis d'accidents mortels, aussi la sérothérapie antivenimeuse est-elle d'indications plutôt rares dans nos pays. Néanmoins il faut la connaître pour pouvoir y recourir en cas de besoin.

Physalix et Bertrand avaient constaté que le venin de la vipère, chauffé pendant 5 minutes à 80°, devenait vaccinant. Calmette fit la même constatation avec du venin de cobra et partit de ce principe pour immuniser des chevaux en mélangeant le venin desséché à une solution d'hypochlorite de chaux qui en atténue la virulence.

En cas de morsure de serpent venimeux, il faudra injecter au mordu 10 centim. cubes de sérum antivenimeux, dose suffisante en général ; si l'injection est faite longtemps après la morsure ou si le serpent appartient à une espèce très dangereuse, on doublera ou on triplera la dose.

§ 5. — *Choléra.*

La sérothérapie du choléra est encore, malgré les essais de Haffkine, un procédé de laboratoire sans application pratique.

Déjà dès 1891 *Klebs* avait préconisé une anticholérine provenant de l'action de l'alcool absolu sur les cultures cholériques et l'avait expérimentée sur lui-même. Munchut (de Hambourg) l'employait dans 31 cas et obtenait une réaction manifeste, élévation de température, disparition de la cyanose, crise urineuse, etc..., mais cette réaction durait peu, et il fallait néanmoins recourir à la transfusion veineuse.

10 cholériques résistèrent sur 31 inoculés ; mais l'examen de leurs selles ne décela en rien la diminution des bacilles, et l'action du sérum ne fut autre qu'une action tonique.

Depuis, Lazarus, Klemperer, Metchnikoff, Rumpf, utilisèrent l'action du sérum sanguin des animaux immunisés et n'obtinrent en définitive que des *résultats nuls ou fâcheux*.

Haffkine, reprenant les essais de Ferran, de Barcelone, a employé le vaccin obtenu à l'aide de l'injection successive de cultures atténuées, puis de cultures exaltées. Il aurait obtenu une immunité solide au bout de 8 jours après la 2e vaccination et, sur 40.000 personnes traitées dans l'Inde, il n'aurait jamais constaté le moindre accident dû à l'injection.

La mortalité serait ainsi notablement abaissée et ce procédé paraît être, en temps d'épidémie, celui qui donnerait les meilleurs résultats.

§ 6. — *Peste.*

Dans la peste, les résultats paraissent meilleurs, et si la question n'est pas encore résolue, si le sérum est encore peu actif, il semble être le seul moyen efficace de combattre ce fléau qui menace l'Europe et ne demande qu'à prendre de l'extension.

C'est toujours du sérum de cheval immunisé que l'on emploie, sérum qui conserve ses propriétés pendant un an environ si on l'enferme à l'abri de la lumière et de l'humidité.

Ce sérum qu'ont expérimenté Yersin et Haffkine, avec des résultats divers, a une action préventive et curative.

Comme préventif, il doit être injecté à toutes les personnes exposées à la contagion à la dose de 10 cent. cubes dès qu'un cas de peste éclate dans une maison ou sur un navire. La durée de cette immunisation n'étant pas encore déterminée d'une façon précise, il est prudent de renouveler cette injection préventive tous les 10 jours, tant que dure l'épidémie.

Comme curatif, il sera injecté d'emblée à la dose de 30 cc... S'il est injecté à temps, la fièvre décroît en quelques heures, les bubons diminuent. Si cette amélioration ne se produit pas, il faut renouveler l'injection une ou plusieurs fois, à des intervalles variant avec l'évolution du mal.

§ 7. — *Syphilis.*

Le sérum de cheval inoculé avec des excrétas syphilitiques, injecté à l'homme par différents expérimentateurs, parmi lesquels Tommasolli, a causé des effets déplorables ; de la fièvre, des éruptions graves, de l'albuminurie ne tardèrent pas à se manifester et on renonça à la méthode.

Gilbert et Fournier, essayant le sérum de chèvre, de chien et de mouton immunisés, notèrent une amélioration de l'état général, une reprise des forces, la disparition de la céphalalgie, des douleurs osseuses et articulaires, l'atténuation et la disparition des éruptions cutanées et de lésions des muqueuses. Mais ces résultats ne furent pas constants et, souvent, l'insuccès fut complet.

§ 8. — *Lèpre.*

En 1897, M. Carrasquilla présentait à l'Académie de Médecine de Berlin un sérum de cheval inoculé à plusieurs reprises avec du sérum de lépreux.

Ce sérum injecté au malade produisit une réaction violente, de violents accès de fièvre, de la courbature, etc., et aurait amélioré nettement 15 cas de lèpre nerveuse et tuberculeuse, sans toutefois donner de résultats décisifs, comme on le put constater à la conférence internationale de la Lèpre (1897).

CONCLUSIONS

De l'étude de la sérothérapie, de l'examen attentif et raisonné des expériences de laboratoire, de l'inoculation aux animaux et de l'extension de ces procédés à l'homme malade, nous avons tiré les conclusions suivantes :

1° Sauf le sérum antidiphtérique, aucum sérum n'a encore donné les résultats qu'avaient permis d'escompter des expériences de laboratoire trop hâtivement étendues à l'homme ;

2° Il semble que tous ces sérums dits antitoxiniques n'agissent ni sur le microbe, ni sur la toxine, mais sur les cellules de l'organisme qu'ils aident à lutter contre l'ennemi microbien ;

3° En conséquence les sérums d'animaux immunisés ne semblent pas jusqu'ici avoir une action *spécifique* certaine, mais une action *tonique générale* ;

4° Etant donnée l'incertitude qui règne encore dans l'utilisation des sérums animaux en thérapeutique, il vaut mieux que le praticien continue à n'employer couramment que les sérums dits artificiels, sauf dans quelques cas particuliers à indications précises.

SÉRUM ANTIDIPHTÉRIQUE

Par H. Gillet,
Membre de la Société médico-chirurgicale.

Origine de la sérothérapie antidiphtérique.

La découverte de la sérothérapie antidiphtérique procède, comme la plupart des découvertes, de quelques acquisitions scientifiques antérieures dont elle est la conséquence.

Dans le chemin parcouru, on peut noter les étapes suivantes :

Première étape : isolement par Klebs (1883) d'un bacille dans les produits pseudo-membraneux ; Lœffler retrouve ce même bacille, mais de plus affirme sa nature d'agent contagieux de la diphtérie (1884).

Roux et Yersin reprennent cette étude et rendent la démonstration évidente, absolue (1888).

Deuxième étape : Roux et Yersin découvrent la toxine diphtérique et démontrent son action pathogénique dans l'infection diphtéritique.

Si le bacille est fonction de fausse membrane, la toxine est fonction d'infection.

Roux et Yersin insistent sur le rôle causal joué par la toxine dans la production de la paralysie.

Troisième étape : Behring, partant de l'existence de la toxine, prouve sur les animaux la possibilité d'immuniser par des injections mitigées de cultures privées de bacilles. Le sérum de ces animaux injecté à d'autres sujets les rend réfractaires à la diphtérie, de plus les guérit d'une diphtérie inoculée au préalable.

Après ses essais sur les cobaies, il tente, lui et quelques médecins allemands, d'appliquer la méthode à l'homme.

Il faut le coup de clairon de Roux au Congrès d'hygiène de Buda-Pesth en septembre 1894 pour répandre l'usage du sérum dans le monde entier.

De sorte que tout s'enchaîne dans l'origine de la sérothérapie antidiphtérique. Sans Lœffler, Roux et Yersin deviennent impossibles ; sans Roux et Yersin, Behring n'a plus de base pour asseoir ses travaux.

Les efforts combinés de plusieurs ont donc abouti à la création d'une nouvelle méthode de traitement dirigée contre la diphtérie.

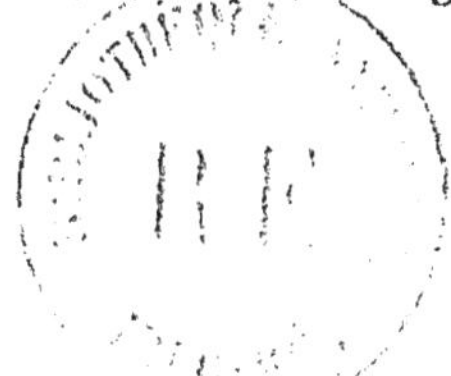

Questions préalables. — Cette méthode vraiment scientifique, fondée sur la connaissance approfondie de la maladie à combattre, doit, si elle est bien telle, surpasser en efficacité toutes les autres, autrement il faudrait la ranger avec d'autres faillites du laboratoire.

Pour juger la valeur réelle de la sérothérapie, on a pu invoquer l'abaissement de la mortalité par diphtérie, mais l'argument à moins de valeur qu'on ne le pense, vue la variation des chiffres obituaires annuels, variation qui paraît observer une certaine règle (Newsholme) (1), les maxima ayant lieu d'une façon générale environ tous les 10 ans dans les mêmes régions rurales, tous les 5 ans dans les villes (2).

Il faut donc faire porter les statistiques sur de très longues périodes d'années.

C'est la première des questions préalables à poser.

Elle se résout par l'affirmative à la lecture des statistiques, qui embrassent aujourd'hui un total considérable de cas et un espace de temps déjà suffisant pour éliminer la possibilité d'une série heureuse.

A ce sujet, il n'y a qu'à jeter les yeux dans le travail très rigoureusement documenté de R. Bayeux (3) sur le tableau qui termine son livre.

Il y oppose la mortalité moyenne par diphtérie relevée à Paris, et dans les villes de France de 20.000 habitants et au-dessus, avant la sérothérapie de 1888 à 1894 et depuis la sérothérapie dans les trois années 1895, 1896, 1897. La lecture du tableau montre aux yeux combien la comparaison est à l'avantage du sérum. Il y a, en effet, un écart d'environ les 2/3.

Contre cette conclusion, que depuis l'emploi du sérum la mortalité de la diphtérie s'est abaissée, se sont élevées des voix dissidentes, en particulier celle d'un pédiâtre autorisé, celle de M. le professeur Max Kassowitz (de Vienne) (4).

(1) Newsholme. — Epidemic Diphtheria, London, 1898.

(2) Kortchak-Tchepourkovsky. — (Kichinew). De la périodicité des épidémies diphtériques dans les campagnes de Russie. (Comptes rendus du XIIe Congrès internat. de méd. Moscou, 1897, vol. VII, pages 273 et suivantes.)

(3) Raoul Bayeux. — La diphtérie depuis Arétée le Capadocien jusqu'en 1894, avec les résultats statistiques de la sérumthérapie sur deux cent trente mille cas, etc. (Thèse de Paris, juillet 1899. G. Carré et C. Naud, édit.).

(4) Max Kassowitz. — Audiatur et altera pars. Bemerkungen zu der Serumstatistik des Herrn Docenten Siegert. (*Jahrbuch für Kinderheilkunde*, 52, der dritten Folge, 2. Band, 5. Heft. novembre 1900, page 845 et suivantes.)

Il se base sur la constatation vraie qu'on n'a pas vu dans un certain nombre d'hôpitaux d'enfants ou de villes cet abaissement, mais, au contraire, parfois une augmentation.

La sérothérapie n'aurait rien changé ni dans la périodicité, ni dans le nombre, ni dans la gravité des cas. Nous serions le jouet d'une illusion.

Mais dans ses objections, principalement dirigées contre un travail antérieur du Dr Siegert (1), M. Kassowitz cite surtout des chiffres de mortalité (Gesamtmortalität) par diphtérie, qui ont en effet pu augmenter dans certains endroits avec les épidémies. C'est combattre par des exceptions des conclusions générales et par quelques chiffres des totaux considérables.

La méthode ne peut avoir d'influence sur le nombre des malades, mais sur *la proportion des guéris*. Or, sauf quelques exceptions indéniables, cette proportion semble bien *s'être accrue*.

Il n'y a rien d'étonnant à cela ; quoiqu'on l'ait écrit (A. Baginsky (2), on ne peut comparer absolument le rôle du sérum à celui du vaccin dans la variole. Il ne peut avoir une influence décisive sur les variations épidémiques, comme dans le cas de ce dernier.

Lorsque M. Kassowitz reproche au sérum que dans certains pays la diphtérie a augmenté depuis son avènement, il porte donc une accusation injuste, puisque le sérum n'est pas un vaccin durable, il n'a qu'une portée limitée. Il n'a pas le pouvoir d'éteindre la maladie.

Malgré lui, la diphtérie subit les oscillations accoutumées et M. le prof. Rauchfuss fait remarquer que cette augmentation de la morbidité a commencé en Russie non pas avec mais avant la sérothérapie ; la pandémie se poursuivait encore récemment (Congrès internat. Moscou, 1897).

Par contre, lorsque la mortalité générale de la diphtérie diminue, comme c'est le cas pour le plus grand nombre de pays, M. Kassowitz devrait en faire l'honneur à la sérothérapie. Il invoque le retour de la courbe de morbidité au minimum ou sa bénignité, ce qui peut être vrai pour quelques résultats particuliers, mais non pour la moyenne qui fusionne les hauts et les bas.

On comprend jusqu'à un certain point que la discussion puisse

(1) Siegert. — Vier Jahre vor und nach der Einfuhrung der Serumbehandlung der Diphterie (*Jahrbuch für Kinderheilkunde*, 52, der ditten Folge, 2. Band, 1. Heftr.)

(2) Baginsky. — *Archiv für Kinderheilkunde*, B. XXIV.

s'égarer lorsqu'on n'a égard qu'aux nombres absolus de mortalité soumis aux contingences des épidémies, il n'en est plus de même lorsqu'on établit le rapport entre la morbidité et la mortalité. C'est là que se juge vraiment la valeur de la sérothérapie.

Ses adversaires pourront bien encore opposer quelques résultats particuliers qui semblent défavorables. On pourrait déjà leur demander s'il ne s'agit pas d'hôpitaux où le sérum n'a été employé que pour les cas graves, soit à une époque éloignée du début et peut-être trop timidement. Il y a le plus souvent une période d'apprentissage pendant laquelle toute méthode nouvelle ne donne pas ce qu'elle doit.

On ne peut guère qu'enregistrer cette note discordante ; elle s'éteint étouffée par l'accord formidable d'une statistique monumentale de 232.257 cas, comme celle qu'a relevée M. le Dr R. *Bayeux* (1) avec 37.862 décès, soit une mortalité de 16,2 %.

Cette statistique, on peut dire univerelle, entraîne la conviction.

On a cependant, puisqu'on ne pouvait nier l'évidence, essayé de discuter la valeur de résultats aussi favorables.

Il nous faut donc passer en revue les arguments mis en avant.

A l'objection faite par M. le Professeur Kassowitz que l'affluence depuis la sérothérapie des angines bénignes pseudo-membraneuses à l'hôpital fausse la statistique et fait paraître les résultats meilleurs qu'en réalité, il suffit, ce semble, de renvoyer à la première statistique de M. Roux (2). A cette époque initiale d'essai, hors de tout soupçon d'emballement, M. Roux opérait sur des enfants recrutés d'après les mœurs antérieures, sans sélection aucune, c'est-à-dire dans les conditions qu'exigerait le contradicteur. Pourtant l'application du nouveau remède abaissait déjà la mortalité de la moyenne antérieure 51,71 % à 24,5 %. Au même moment à l'hôpital Trousseau le pourcentage obituaire donnait 60 %.

M. Kassowitz a raison quand il constate le fort courant vers l'hôpital. Il est réel. Il a deux causes, le sérum, l'intubation.

Le praticien de ville a même le droit de se plaindre de cet état de choses, qui lui retire des clients.

Il va plus d'angines à l'hôpital, c'est vrai, mais il en reste moins en ville et, de ce fait la balance est égale. Et sur ce qu'il reste en

(1) BAYEUX. — *Loco citato*, page 253-257.

(2) ROUX. — Sur la sérumthérapie de la diphtérie. (Comptes-rendus et mémoires du 8e Congrès intern. d'hygiène et de dermographie. Buda-Pest, 1894, t. II, p. 88, et suivantes.)

ville on compte en grande majorité des cas très bénins, qu'on croit pouvoir traiter sans sérum.

Si la ville déverse à l'hôpital des cas bénins assez nombreux, elle y fait entrer aussi presque tous ses cas graves, et en particulier, les croups à intuber, d'où comme conséquence augmentation relative du nombre des interventions.

Il y a là une compensation, à laquelle M. Kassowitz n'a pas assez songé.

S'il arrive à l'hôpital, comme le fait remarquer à juste titre M. Kassowitz, un certain nombre d'*angines bactériologiques*, comme il les appelle, qui n'ont de diphtérique que la présence du bacille, du bacille court parfois seulement, c'est-à-dire douteux sinon comme diphtérie, du moins comme virulence, il y entrait autrefois des angines pseudo-membraneuses non diphtériques, assez souvent bénignes, et qu'on éloigne aujourd'hui.

Ici, encore, il y a juste compensation.

Mais certains médecins (H. Barbier) qui dénient au bacille court la nature diphtérique ne les gardent pas dans les pavillons de diphtérie, ne les injectent pas. Cette pratique n'est pas pour avantager les résultats de la sérothérapie.

Mais il y a plus, M. le Dr W. Smith (1) donne si l'on peut dire une démonstration inattaquable de l'efficacité intense du sérum antidiphtérique. Sur des diphtéries de même ordre, par conséquent absolument comparables, sur des diphtéries secondaires à la scarlatine, l'auteur a relevé dans la statistique fournie par le Métropolitan Asylum Board avan le sérum en 1892-93 une mortalité de 43,8 %, tandis que depuis l'applicatio.. de la sérothérapie il ne compte plus en 1897 que 3,7 % et en 1898 3,6 %.

Le résultat du Northern Hospital seul, consigné par F. N. Hume, cité par R. Bayeux (2), est encore plus favorable : 119 diphtéries post-scarlatineuses observées dès 1892, 1893, 1894 ont donné sans sérum 75 morts soit 62 % ; puis 119 en 1895, traitées par le sérum seulement 4 morts, soit 3,3 %.

Si l'on est en droit d'attacher une grande importance aux additions monumentales fournies par les cas observés dans les grands hôpitaux d'enfants, il n'est pas sans intérêt pour le praticien de consulter les statistiques plus modestes provenant de la ville et de la campagne. C'est à ce point de vue que nous consignons les suivantes :

(1) William Smith. — Diphteria, Being the Harbers Lectures delivered in 1899. London, Baillière, Tindall and C°, 1900.

(2) Bayeux. — *Loc. cit.*, p. 156.

R. Muller (1), à la campagne, sur 93 cas, perd 1 seul enfant.

Leber-Tavel (2), en ville, traite du 1er janvier 1898 au 30 juin 1899, 144 diphtériques dont 11 sans sérum. Des 133 injectés dont 44 gravement atteints, 6 meurent, soit 4,2 % de mortalité. Sur les 11 non injectés, il a 4 morts. Ch. Krafft, (3) avant 1895, avait soigné 25 cas de diphtérie dont 4 décédés, soit une mortalité de 16 %, depuis 1895, il a vu 43 enfants pour la diphtérie, 41 ont reçu une injection de sérum, 3 sont morts, d'où une mortalité de 7,3 % ; de plus, il n'a eu besoin ni de trachéotomie, ni de tubage.

L'éloquence de ces chiffres dispense de tout commentaire.

Depuis l'avènement de la sérothérapie antidiphtérique la mortalité par diphtérie s'est donc abaissée considérablement, relativement, et absolument.

La méthode a bien donné ce qu'elle promettait.

Voyons, si elle donne mieux que les traitements antérieurs réputés les meilleurs.

D'après les relevés statistiques de M. Le Gendre (4), la méthode de Gaucher avec le sulforicinate phéniqué ne donnait que 41 % et le stérésol de Berlioz 55 %, à l'hôpital Trousseau.

Parmi les traitements divers appliqués contre la diphtérie, il n'y a guère que celui de M. Moizard (5) qui eût donné des résultats comparables. Sur un total de 261 angines traitées par les attouchements au sublimé en solution au 20e ou 30e dans la glycérine, on a noté de 95 à 81,91 % de guérison. Toutefois, M. Moizard lui-même a abandonné sa méthode, il a même été l'un des premiers à se servir du sérum.

C'est que l'influence du sérum se répercute sur tout le traitement et atteint au delà de la gorge que pouvaient seule atteindre les écouvillonnages les plus antiseptiques et les plus bactéricides.

(1) R. Muller. — Erfolge der Serumtherapie bei Diphtheritis auf dem Lande. (*Corres.-Bl. für Schweiz. Aerzte*, n° 21, 1890.)

(2) Leber-Tavel. — Serumtherapie der Diphterie (*Corres.-Bl. für Schweiz. Aerzte*, 1899, n° 16.)

(3) Charles Krafft (Lausanne). — Diphtérie et statistique de praticien (*Revue médicale de la Suisse romande*, Genève, 1898, n° 12, décembre, page 700 et suiv.)

(4) Le Gendre. — Thèse Paris, 1899.

(5) Moizard. — Traitement de l'angine diphthérique par le sublimé en solution au 20e ou au 30e dans la glycérine. (*Journal de médecine et de chirurgie pratiques*, 23 juillet 1894.)

Diminution du nombre des opérations et plus d'opérés guéris.

Le sérum aurait pour résultat de diminuer le nombre des interventions opératoires ; pour un même nombre de diphtériques, il y a moins d'opérés aujourd'hui. Je citerai à l'appui, parmi tant d'autres, les chiffres fournis la statistique de l'hôpital des enfants pauvres Stéfanie de Buda-Pest, dirigé par le Professeur Dr Johann von Bokay (1). Avant l'emploi du sérum, en 3 années, de 1891 à 1894 inclus, sur 1119 cas, il y a eu 551 opérés, soit une proportion de 42,5 %. Depuis l'application du sérum en 5 années, de 1894 à 1899 inclus, il y a eu, sur 1408 cas, 590 opérés, soit seulement 33 %.

Or, même aujourd'hui, la mortalité des opérés surpasse toujours de beaucoup celle des non opérés, quelquefois presque du simple au double.

La possibilité d'opérer moins entraine donc pour la sérothérapie un énorme avantage.

Il y a plus, il s'est trouvé qu'avec la naissance de la sérothérapie coïncidât la réinvention par O'Dwyer du tubage déjà proposé par Bouchut.

Antérieurement au sérum, la trachéotomie et la sérothérapie, comme j'ai pu le montrer (2) d'après la réunion d'un grand nombre de statistiques, donnaient un pourcentage de guérison qui s'écartait tres peu de 30 % pour l'une et l'autre opération.

Depuis que l'injection de sérum est devenue pour ainsi dire une pratique générale, les interventions opératoires s'en sont très favorablement ressenties et le pourcentage des guérisons s'est accru.

Si l'on puise des chiffres à la statistique instructive publiée par Bókay (3), l'on y voit que jusqu'en septembre 1894, les opérés guérissaient dans une proportion variant de 29,08 % à 33,52 %, que depuis cette date, c'est-à-dire depuis le sérum, on obtient à Buda-Pest de 49,41 % à 58,90 %. C'est un beau progrès et il n'est pas spécial à l'hôpital d'enfants de la capitale hongroise, c'est un résultat on pourrait dire presque universel, sauf les exceptions, citées par M. Kassowitz.

(1) A « STEFANIA » Pesti Szegény-Gyermekkorhaz-Egylet Evkönyve, 1899. Röl. Jahrbruch des « Stefanie » Pester Armenkinderspital-Vereines für 1899.

(2) H. GILLET. — Parallèle de la trachéotomie et de l'intubation dans le croup. Revue générale (*Gazette des hôpitaux*, 67e année, 5 mai 1894, n° 53, pages 485 et suivantes), et La pratique de la Sérothérapie et les nouveaux traitements de la Diphtérie (intubation). J. B. Baillière, édit. 1895, pages 164 et 265.

(3) *Loc. cit.*

En ville, Galatti (1) a constaté qu'on tube moins, et la différence est de 21 à 44 %, qu'on a plus de succès dans les tubages, soit 47,8 % à 5,5 %. L'écart est ici énorme et il faut tenir compte de la série heureuse, malgré la gravité des cas soignés.

C'est donc aujourd'hui un fait acq[illegible] *On opère moins et l'on guérit plus d'opérés.* Si l'on a trouvé que le séjour du tube peut être moins prolongé (Galatti), on a montré qu'il peut être parfois de durée très légèrement supérieure. (A. Wissenberger).

Cet abaissement de la mortalité parmi les opérés peut en grande partie s'expliquer par la *moindre fréquence de la propagation aux bronches*, comme il ressort d'un relevé donné par Mme Adèle Weissemberger (2) : de 1885 à 1894, sur 193 opérés, on compta 72 fois l'envahissement des bronches ; depuis 1895, sur 121 opérés, il n'eut lieu que 9 fois seulement.

On voit donc déjà combien les statistiques prises en bloc parlent haut en faveur du traitement sérothérapique.

Mais on est forcé de confondre dans une même addition tous les cas, non seulement sans sérier leur gravité, mais surtout sans distinguer les conditions bonnes ou mauvaises dans lesquelles s'est présenté le malade au moment de la mise en œuvre du traitement. On n'a donc qu'un résultat moyen et non le résultat idéal, celui vers lequel on voudrait tendre pour faire rendre au sérum tout ce qu'il doit donner.

Il nous faut donc savoir, quand et comment la méthode semble fournir le plus de succès, pour nous permettre de nous placer dans les meilleures conditions, chaque fois que les difficultés de la clinique et la pratique n'y mettront pas obstacle.

Maximum de rendement de la méthode. — On doit insister d'une façon toute particulière sur l'importance capitale qui existe à *faire la première injection le plus tôt possible.*

C'est un point qui ressort des statistiques.

On voit, à mesure qu'on s'éloigne du premier jour, les résultats de la sérothérapie devenir de moins en moins bons ; la mortalité augmente au fur et à mesure et dans une proportion très forte pour les dates éloignées.

(1) Galatti (Vienne). — Résultats obtenus dans le traitement du croup diphtérique avant et après la sérothérapie (statistique personnelle). (*Annales de médecine et de chirurgie infantiles*, 1900, tirage à part, page 4.)

(2) Adèle Weissenberger. — Diphterieserumtherapie und Intubation im Kinderspital in Basel. (*Jahrbuch für Kinderheilkunde*, septembre 1900, page 314).

Voici du reste quelques chiffres :

	Rauchfuss. (St.-Pétersb.)	Smith. (Metropolitan Asylum) Board.	A. Weissenberger	Johannessen (1). (Christiania)	Ville de Chicago 1895-96 (cité par Concetti.)
	—	—	—	—	—
1er jour	3,7	11,7	0	3,7 %	0 %
2e »	8,2	12,5	8,06	2,3 %	1,40 %
3e »	16,2	22,0	9,37	7,9 %	3,18 %
4e »	25,9	25,1	16	15,2 %	13,14 %
5e »	30,2	au-delà 27,1	24	35 %	33,95 %
6e »	37,2		11,11	33 %	(1.638 cas)
7e »	21,2		25	77 %	
après le 7e »	(30.000 cas)			75 %	
				(291 cas)	
8e »			16		
après le 8e »			21,73		
			(305 cas)		

La précocité de l'injection a donc une valeur qui ressort du fait brutal de la statistique. Les sujets qu'on est contraint d'opérer en bénéficient moins (A. Weissenberger).

On en comprend la raison principale, comme tout remède spécifique, comme le mercure, comme l'iodure dans la syphilis, le *sérum est tout-puissant pour empêcher les dégâts du lendemain, il paraît plus incapable de réparer ceux de la veille.* Il ne faut donc pas se laisser devancer par la toxine diphtérique.

On a donné les multiples raisons de l'injection hâtive (2).

1° Pour ne pas se laisser surprendre A) par une forme hypertoxique; B) par la transformation d'une forme d'aspect bénin en forme maligne; C) par la découverte du bacille diphtérique dans des angines d'aspect non diphtérique, folliculaire, herpétique (Dieulafoy), pultacée, catarrhale même et érythémateuse, congression caséeuse (Ch. Krafft), part faite de l'existence possible du bacille dans la gorge d'individus sains. A distinguer aussi le bacille court du long et faire l'épreuve de la virulence.

D) Par la gravité qu'acquiert chez les débiles la forme diphtérique pure, ordinairement moyenne (L. Concetti).

2° Pour ne pas donner, A, à la toxine le temps de se produire en grande quantité ;

(1) Axel Johannessen.— Comptes rendus du XIIe Congrès international de médecine, Moscou, 1897. Vol. III, page 278.

(2) L. Concetti. — *La Pediatria*, novembre 1898.

B, au renforcement de virulence réciproque du bacille diphtérique sur les autres microbes, le streptocoque en particulier, et du streptocoque sur le bacille diphtérique, le temps de se produire.

Dans toutes ces circonstances, LE TEMPS PERDU EST IRRÉPARABLE. « Le médecin qui attend deux ou trois jours avant d'intervenir, « et qui s'étonne ensuite de ne pas obtenir de l'antitoxine injectée « tardivement tout le bénéfice qu'il en attend, montre simplement « qu'il est ignorant des propriétés du remède qu'il emploie d'ailleurs si mal ». (Roux.) (1).

Il n'est pas juste, après avoir mis en relief les lumières du tableau de ne pas indiquer les ombres, s'il y en a.

Points faibles ou accusés de l'être. Accidents. Paralysie diphtérique. — S'il est absolument indéniable que l'emploi du sérum antidiphtérique a pour lui une bonne statistique, j'allais dire une bonne presse, il n'en faut pas moins faire la revue critique des points de la méthode qui ont pu sembler faibles et voir si les accusations faites contre elle, portent ou non.

On a voulu accuser le sérum antidiphtérique de produire directement des paralysies. On se fondait pour lancer cette accusation sur l'arme à deux tranchants qu'est la statistique.

Comme le montre M. le Dr F.-J Woollacott (2), pour le Fever Hospital de Londres, la proportion de 11,4 %, de paralysies de 1892 à 1894, monte bien en 1898, à 12,6 % ; mais en même temps la mortalité s'abaisse de 38,8 % à 15,9 %. C'est donc entre un plus grand nombre de survivants, plus du double, qu'il faut partager les cas de paralysie, de sorte que la conclusion mathématique et logique démontre à l'évidence qu'*il y a* malgré les apparences, *moins de paralysies diphtériques aujourd'hui* que jadis. C'est aussi l'avis de M. L. Concetti et de M. Sevestre (3), qui a vu peut-être un nombre plus grand de paralysies légères, mais une rareté de paralysie généralisée.

On peut même espérer que la généralisation de l'*injection précoce* contribuera à leur *prophylaxie*.

Si l'on peut les prévenir par le sérum, peut-on aussi les guérir ?

(1) Roux. — Préface à la Diphtérie depuis Arétée le Cappadocien, jusqu'en 1894, par R. Bayeux, p. III, Paris, 1899.

(2) F. J. Woollacott. — Diphtheritic paralysis in cases treated withantitoxin. (*The Lancet*, 1900, n° 39-65.)

(3) Sevestre. — Le traitement de la diphtérie après le sérum antidiphthérique à l'hôpital des Enfants malades de Paris. (Comptes rendus du XIIe Congrès intern. de méd. de Moscou, 1897, t. III, p. 228.)

Il y a quelque doute à ce sujet. Les lésions des éléments nerveux paraissent bien peu réparables, une fois produites.

Toutefois, quelques auteurs, entre autres Ferré et Mongour (de Bordeaux) (1), ont publié des faits très suggestifs en faveur du pouvoir curateur du sérum. Dans deux cas, il s'agit de sujets, atteints de paralysie avant tout traitement sérothérapique qui guérissent par ce traitement ou tout au moins après.

Pour nos confrères bordelais l'apparition de paralysie entraîne l'indication de l'injection de sérum.

A l'actif du sérum, en tant qu'agent curateur de la paralysie, on peut aussi relever l'observation publiée par M. le Dr L. Morquo (2). Un petit garçon de 4 ans reçoit deux jours consécutifs 10 cc. de sérum ; son angine guérit en quelques jours. Au quinzième, paralysie généralisée avec atteinte du larynx, d'où accès de suffocation. On injecte 20 cc. de sérum ; dès le lendemain la paralysie s'amende, puis disparaît.

Quoiqu'il en soit, même si le sérum ne guérit pas la paralysie, il ne la produit pas et il peut la prévenir, si l'on arrive à temps.

Mais, malgré tout, les conditions défectueuses de la pratique n'empêcheront jamais qu'on ne soit encore parfois appelé trop tard. On pourra frapper fort, on ne pourra plus frapper tôt.

Morts rapides. — C'est à ces circonstances qu'il faut rapporter les cas de mort rapide par paralysie bulbaire ou par paralysie cardiaque, qui ont un moment pu ébranler la confiance.

On voit, lorsqu'on s'est livré à l'analyse critique de ces cas malheureux, que le sérum est arrivé trop tard, mais qu'il n'a pu produire rien de mal.

Dans quelques cas, celui du fils de Langenhans, non atteint de diphtérie et injecté prophylactiquement, l'accusation contre le sérum ne paraît pas plus fondée. Il y a eu vomissement dans les bronches.

Mais, même si l'on ne trouvait pas une cause plausible de la mort, on ne serait pas en droit d'accuser le sérum, sauf s'il y a eu erreur dans la préparation, comme dans les accidents récemment signalés en Italie, par l'emploi d'un sérum provenant de l'institut de Milan qui aurait été mélangé de toxine tétanique.

(1) Ch. Mongour. — Des paralysies diphtériques dans leurs rapports avec la sérothérapie (Société de méd. de Bordeaux, 9 février 1900. *Journal de médecine de Bordeaux*, n°s 15 et 16, 15 avril et 22 avril 1900, pages 277 et suiv. 294 et suiv.)

(2) L. Morquo. — Paralisis diftérica generalizada y grave, curada por la injeccion de suero (*Revista medica del Uruguay*, mars 1900.)

Autrement, comment comprendre qu'une seule dose de tous les milliers d'autres doses puisse être nocive.

De plus, les médecins légistes le savent bien, parfois il est impossible dans certaines autopsies les plus complètes de déceler la cause de la mort.

De plus encore, la vaccine, très rarement, mais, plus souvent le chloroforme, entraine de très graves accidents ; mais il faut bien ne pas les compter en face de leurs innombrables bienfaits.

Accidents rénaux, anurie, albuminurie, hématurie. — Dans certaines morts causées par des accidents rénaux, on a cru devoir accuser le sérum, comme si la diphtérie par elle-même ne devait pas les prendre à son compte.

On s'est laissé aller à raisonner par « post hoc ergo propter hoc ».

Si l'on se reporte à un travail basé sur des observations minutieusement étudiées à ce sujet, on voit que M. H. Barbier (1) a noté, à une époque bien antérieure à l'avènement du sérum, que l'albuminurie dans la diphtérie se montre dans 78 % des cas.

Son abondance et sa prolongation aggrave le pronostic dans de très larges proportions, ainsi que l'indique le tableau dressé par M. Barbier (2).

	DÉCÈS POUR 100	
	angines	croup
Albuminurie légère transitoire.........	16	30
» » permanente.......	50	85,7
» variable faible............	»	50
» » abondante.......	57,14	72
» abondante...............	77	100

Le sérum n'a donc pas créé une complication non encore observée.

La diphtérie fait mourir par complication rénale 32 % des cas mortels (rapport du Métropolitain Asylum Board, 1897, Londres. Voir Bayeux, loc. cit. p. 164).

Examinons la modification que le sérum a pu amener dans le domaine rénal.

(1) Henry BARBIER. — Etude clinique de l'albuminurie diphtérique. Thèse Paris, 1883.

(2) Id. page 60.
D. KOSSORATOFF. — Vestnik Obchtchestwenoï Hygieni Soudebnos, Paktitchwkoï, Medicine, Dic 1895.

Injecté à des lapins à doses thérapeutiques, le sérum aurait produit chez les animaux en expérience une hyperémie prononcée du foie et surtout des reins, avec infiltration trouble et même dégénérescence granuleuse.

Le sérum employé était le sérum phéniqué de Behring.

L'acide phénique paraîtrait devoir être mis hors de cause.

Transportant les résultats expérimentaux à la clinique, certains auteurs ont accusé le sérum de produire l'albuminurie (Zagari et Calabrese, Guizetti, Mya, Kahlden, Legendre, Weissenberg, etc.) ou d'aggraver celle qui existe. (Treymann).

On l'a même accusé de produire l'hématurie. Mais, quoique rarement, on la rencontre dans la diphtérie vierge de tout sérum, comme dans un cas de Schwalbe !

Bokay aurait trouvé avant le sérum 42 % et après 49 % d'albuminurie.

Mais à côté des accusateurs, il y a les défenseurs comme MM. Sevestre, L. Concetti (1), qui ont vu l'albuminurie préexistante, s'amender et disparaître pendant et après le traitement sérothérapique.

Dans un cas où existait déjà une pyélo néphrite, probablement calculeuse, avec hématurie, le sérum a produit la guérison et de la diphtérie et de l'affection rénale (L. Concetti).

L'albuminurie et les autres accidents rénaux ne proviennent pas du sérum, mais *de la diphtérie*, ils sont dus à l'action de la toxine sur le rein.

Le *sérum*, loin de la provoquer la guérit. (Sevestre, Concetti, Variot, d'Espine). Du reste, L. Concetti fait remarquer que l'albuminurie due à la diphtérie arrive soit au 2e ou 3e jour de la maladie ou bien seulement à la convalescence.

En tout cas, même si le sérum provoque de l'albuminurie, ce qui théoriquement serait assez plausible, c'est une albuminurie éphémère, d'élimination. Le rein sert de voie de sortie aux albumines étrangères à l'organisme humain.

On a signalé la peptonurie (Villa, Heckel) comme conséquence de l'élimination du sérum, sur 24 cas de diphtérie, M. L. Concetti ne l'a vérifiée que 2 fois.

Manifestations articulaires. — On voit quelquefois à la suite de l'emploi du sérum apparaître du côté des jointures des complications.

(1) Luigui Concetti. — Nuove osservazioni sulla sieroterapia antidifterdia (*Bulletino della R. Academia Medica Do Roma.* Anno XXII, 1895-96. — Fasc. VII. Roma 1896. (Tirage à part page 28).

Pour une partie, le sérum est peut-être coupable, mais il ne faut pas oublier que la diphtérie même avant le sérum, nous réservait pareille éventualité.

On peut lire dans la thèse de Bernarbeig (1) la description de ces arthropathies. Elles arrivent en général du 7e au 15e jour après le début de la maladie. Il peut y avoir suppuration et mort. Dans ce cas, c'est le streptocoque le coupable.

On peut rencontrer les formes suivantes : 1° la forme arthralgique soit pure ou avec fièvre et phénomènes graves ;

2° La forme séreuse avec épanchement.

3° La forme péri-articulaire. Il n'y a pas de bacille dans l'articulation. La toxine seule agit sur l'article.

Éruptions.

La question des éruptions post-sérothérapiques paraît à l'heure actuelle assez bien élucidée. Il règne un certain accord entre les auteurs qui ont écrit à ce sujet.

Une première distinction s'impose en éruptions précoces et en éruptions tardives.

Les *éruptions précoces* doivent être mises sur le compte du sérum. C'est le sérum de cheval qui les provoque et en particulier le sérum de certains chevaux. On les voit par séries.

On les observe avec le sérum physiologique ou d'autres sérums. Ni la toxine ni l'antitoxine n'y prennent part. Elles se produisent avec des injections prophylactiques. D'Espine (de Genève) en a noté 5 sur 14 injections préventives à la dose de 5 cc.

Ce sont des éruptions ortiées en général dans les 2 tiers des cas, elles apparaissent dans les premiers jours qui suivent l'injection et dans la proportion de 14 % des cas (W. Dubreuilh).

Elles sont ou apyrétiques ou peu fébriles. De fortes doses n'en provoquent pas, tandis qu'on en a avec de faibles, peut-être avec les injections répétées. (D'Espine).

Les *érythèmes tardifs* se montrent au 8e au 13e ou 15e jour jusqu'au 25e jour (D'Espine).

En ville, on peut en observer chez les enfants sortis de l'hôpital, comme je l'ai vu personnellement. La statistique des hôpitaux est donc un peu trop faible.

Ces éruptions tardives, plus ou moins polymorphes affectent

(1) Bernardeig. — Complications articulaires de la diphtérie. (Thèse Paris, 1894).

soit le type scarlatiniforme, soit le type rubéoliforme. On a noté des éruptions purpuriques.

Elles sont fébriles, et coïncident parfois avec les arthralgies ou autres accidents.

Ce sont des érythèmes d'infection, non d'infection diphtérique, mais d'infection secondaire, ordinairement streptococcique. Ils ne tiennent aucunement au sérum (Sevestre).

La totalité des érythèmes s'élève à 13 % (Roux), à 12 % (Behring) ou à des chiffres analogues.

Ce sont des incidents plus que des accidents.

Nous verrons qu'on a proposé le chauffage à 58° et la récolte du sérum seulement 15 jours après la dernière injection de toxine au cheval (Roux), comme moyen de diminuer les chances d'éruption.

On a signalé des abcès, parfois en série ininterrompue, comme dans un cas cité par M. Gaucher (1) même sous forme de petite épidémie et que M. Sevestre (2) pouvait rattacher à ce fait que le sérum était apporté à l'hôpital par le garçon d'amphithéâtre.

Effets locaux.

Détachement rapide des fausses membranes. — De tous les effets produits par le sérum, c'est la disparition assez rapide des fausses membranes, qui frappe le plus par son évidence. On peut dire qu'il est universellement noté (Roux, Heubner, Krölern, Sevestre, D'Espine).

C'est en général, au bout de 24 à 48 heures, 2e au 3e jour (D'Espine). L'extension peut encore se faire pendant les 12 à 24 premières heures qui suivent l'injection. Mais quelquefois aussi la gorge se nettoie plus tardivement.

Mme Adèle Weissenberger (de Bâle) 78 fois sur 163 a vu l'enduit persister jusqu'au 7e jour plus exceptionnellement se reproduire (3) après 6 à 8 jours, mais plus mince et moins adhérent (L. Concetti).

Toutefois, ce retard n'entraîne aucune influence pronostique. L. Concetti a aussi noté le retard jusqu'au 12e jour, quoiqu'en général pour lui la moyenne est au moins du 4e au 6e.

L'action topique et sélective sur l'exsudat ne se manifeste pas moins à la gorge qu'au larynx.

(1) Gaucher. — Société médic. des hôpitaux, 31 janvier 1900.
(2) Sevestre. — Société médic. des hôpitaux, 31 janvier 1900.
(3) Adèle Weissenberger. — *Loco citato*, page 318.

A la gorge, on voit la fausse membrane, avant de se ramollir, se gonfler, passer du blanc sale au blanc éclatant.

La muqueuse semble contribuer à son expulsion par un catarrhe expulsif (D'Espine) sous-jacent à la production, tandis qu'à la périphérie existe une réaction phlogistique délimitante (L. Concetti).

Dans le cas de croup, on remarque dans les 18 ou 24 heures, une amélioration du tirage, la toux aphone devient plus grave, plus sonore, elle annonce l'expulsion peu éloignée de l'exsudat laryngé, qui se fait sous forme de tube ou de parcelles séparées.

Cette action très évidente sur le processus intra-laryngé explique la diminution du nombre des interventions.

Si la fausse membrane se reproduit, elle apparait, lors de son expulsion, ramollie, fenêtrée (L. Concetti).

Dans la diphtérie nasale, même modification, l'eau de lavage ramène des moules fibrineux des cornets.

Effets à distance.

Rétrocession des adénites. — En même temps que s'amendent les lésions locales, rétrocédait les lésions à distances en particulier les engorgements ganglionnaires du cou.

Effets généraux.

Facies. Habitus. — Lorsqu'on parcourt aujourd'hui des salles de diphtériques, on y rencontre des visages tout autres que ceux qu'on remarquait jadis. Ce ne sont plus ces petites figures, tristes, sans coloris, au teint plombé, abattus. Les joues se teintent plus ou moins de rose, les lèvres esquissent sourires ou grimaces ; les yeux s'intéressent à ce qui se passe autour d'eux ; les jouets ne gisent plus délaissés sur le lit.

Sommeil. — Le sommeil troublé renait, l'enfant dort, d'aspect calme. Il y a même là un signe de bon pronostic (L. Concetti).

Appétit. — Il en est de même de l'appétit qui se maintient.

Température. — La marche de la température comprend deux phases : 1° Dans la première, il peut se faire, peu après l'injection, une *élévation initiale* du degré thermique, qui atteint parfois 1 et 2° centigrades.

Cette réaction fébrile suit de près le moment de l'introduction du sérum sous la peau, 4 à 5 heures environ. Il ne faut pas la confondre avec toute autre élévation plus tardive, indice de quelque complication.

Elle appartient bien au sérum, puisqu'elle peut exister chez des individus sains, qui viennent de recevoir une injection à titre préventif.

Cette élévation initiale est loin d'être constante. Elle se produirait dans le tiers des cas, selon Petit.

Certains, L. Concetti entre autres, la tiennent même pour rare, quoiqu'ils en admettent absolument la réalité.

On a avancé qu'elle serait presque constante et surtout très accentuée chez les tuberculeux. Mais, même, chez de tels malades, elle peut manquer totalement (2 observations de L. Concetti.)

2° Avec ou sans élévation préalable, le sérum amène un *abaissement* de température, en général dans les 24 heures.

Cette baisse thermique se manifeste d'une façon générale sous un des deux types suivants. (Martin, L. Concetti.)

A. — En *crisis*, sous forme de chute initiale et définitive à la normale et même légèrement au-dessous.

La descente de la courbe se fait plus ou moins rapidement. Il y a des variétés, mais le type est un.

B. — En *lysis*, en escalier, avec des oscillations, dont les échelons de plus en plus bas ramènent petit à petit l'hyperthermie à l'apyrexie. Ce serait, d'après M. A. Baginsky, le cas lorsqu'on a injecté une dose trop faible.

On a parfois noté de l'hypothermie. Avec le sérum de Behring, répandu en Allemagne, il y a lieu de se méfier chez les tout jeunes enfants de l'acide phénique que la préparation contient.

D'Espine (de Genève) a vu cette hypothermie chez un enfant de 2 ans.

Avec le sérum français de Roux, il n'y a pas à craindre cet accident.

Urologie. — La question de l'albuminurie a été traitée.

De même, celle de la peptonurie.

L'indican a été signalé comme fréquent dans l'urine des diphtériques ; mais on a fait jouer tant de rôles à ce chromogène et on le trouve si souvent dans les infections, qu'on a le droit de faire quelques réserves.

Dans 31 cas étudiés à ce point de vue, L. Concetti l'a décélé 1 fois sur 5 cas mortels et 18 fois sur 26 cas guéris. Il ne semble pas que l'indoxysulfate ait un rapport bien manifeste avec le sérum, ni que sa quantité serve de renseignement pronostic.

L'influence que peut avoir l'injection de sérum antidiphtérique sur la nutrition générale a été étudiée par le Dr A. Desgrez (1) sur les animaux, le lapin en particulier.

Comme les sérums en général, liquide d'ascite, de pleurésie, sérum normal, le sérum antidiphtérique produirait des phénomènes de *dénutrition* traduits par la perte de poids, la diarrhée et que manifeste l'augmentation dans l'urine de l'urée, des chlorures et parfois des phosphates.

L'auteur a employé des doses un peu plus élevées que les doses thérapeutiques. Il a perdu des animaux avec des signes d'entérite, même hémorrhagique. Il n'a pas vu d'albuminurie, même dans les conditions expérimentales où il s'est placé.

Nature du remède, préparation. — Nous avons pesé le pour et le contre ; nous avons conclu en faveur de la nouvelle méthode, nous avons décrit ses effets ; reste à faire avec elle connaissance plus intime.

Le point de départ de sa préparation consiste dans la culture du bacille diphtérique dans les meilleures conditions de production de toxine.

On se sert d'un bouillon de veau alcalinisé ensemencé avec une culture virulente. Aujourd'hui on est arrivé à produire la récolte de toxine en moins de 15 jours et sans avoir besoin d'y amener un courant d'air, par l'emploi de viande un peu faisandée.

On part de ce bouillon de culture. On détruit les bacilles virulents par l'agitation avec du chloroforme ou bien on les sépare par le filtre de porcelaine.

En général 1/100 de centimètre cube du filtrat tue un cobaie de 500 grammes.

Ce bouillon chargé de toxine sert à la préparation des chevaux. On commence par le leur injecter d'abord additionné de solution iodo-iodurée à la dose de 1/10, 1/4 de cc. puis vers le 13 ou 14e jour 1 cc, vers le 17e jour, 1/4 cc. de toxine pure non iodée, pour atteindre le 80e jour environ 250 cc de toxine pure. En 2 mois 20 jours environ, on a injecté un total qui oscille autour de 1 litre de bouillon toxique.

Après 3 semaines de repos on peut prélever du sérum en saignant le cheval aseptiquement à la jugulaire. Le sang reçu dans un vase stérilisé. C'est, sauf modification, le modus faciendi en usage à l'écurie de Garches, qui nous fournit notre sérum.

On laisse le sang coagulé exprimer son sérum.

(1) A. Desgrez. — De l'influence des sérums sur les variations de quelques éléments urinaires. (Thèse de Paris, 1895, n° 402.)

C'est ce sérum que les pharmaciens nous délivrent en petit flacon avec le timbre de date.

Conservation. — Ce doit être un liquide ambré, transparent. Tout flacon non transparent doit être rejeté.

Combien de temps le sérum bien conservé peut-il garder son efficacité ?

Sevestre et Martin ont éprouvé l'efficacité du sérum d'un an de date, mais ils n'en conseillent pas moins de n'employer de préférence que du récent.

Posologie. — Le sérum préparé par l'Institut Pasteur porte sur le flacon même la contenance.

Chaque échantillon avant sa répartition a été essayé.

On a déterminé le nombre *d'unités immunisantes*, indication exclusivement employée à l'étranger. Cette épreuve consiste à rechercher la quantité de sérum capable de neutraliser une dose dix fois mortelle de toxine.

Autant que possible on tâche d'obtenir un sérum à 100 unités par centimètre cube.

On fixe de même le *pouvoir préventif* en trouvant le rapport entre le poids du cobaie qui sert de touche et la quantité de sérum qui le préserve contre l'injection de culture virulente.

Le sérum de Roux possède autant que possible un pouvoir préventif supérieur au cinquante-millième.

On pourrait à la rigueur partir de cette donnée et varier les doses d'après le poids du malade à injecter.

Dans la pratique, il faut tenir compte de diverses conditions qui influent sur la posologie.

Doses. — Voici les doses de la *première injection* souvent suffisantes dans les cas simples :

A cinq semaines, 5 cc.
Avant 18 mois et 2 ans 10 cc. à 15 cc.
Après 18 mois à 2 ans 20 cc. et 30 cc.

Mais on n'ira pas au-delà (Sevestre). A certain, moments on remarque qu'il faut forcer les doses. Dans un cas grave de diphtérie à début bronchique, M. Ausset (1) a cru devoir chez une fillette de 5 ans injecter à 3 heures de distance 2 fois 20 cc. soit 40 cc. en tout. L'enfant a guéri, sans épiphénomènes sérothérapiques.

(1) Ausset (Lille). — Sur un cas de croup ascendant (diphtérie bronchique primitive). (Société de pédiatrie, 12 février 1901.)

La seconde et la troisième injection si elle devient nécessaire au bout de 12 à 24 heures selon la gravité, ne comporte guère qu'une dose de 10 cc. (Sevestre).

De sorte, que si l'on additionne les doses totales du traitement, on obtient ordinairement 40 cc. à 50 cc.

Moins souvent jusqu'à 90 ou 100 cc. (Sevestre).

Certains médecins font des injections successives. L. Concetti (Rome) adopte la pratique suivante : dans les cas communs, simples.

1° 1000 unités (du sérum Behring) correspondant environ à 10 cc. de notre sérum, avant examen bactériologique.

2° 1000 24 heures après, selon l'examen.

3° 1000 le 3e jour ou pas, mais le plus souvent.

Dans les cas plus graves ou résistants ou dans les croups :

1° 1500 à 2000 immédiatement.

2° 1500 12 heures après.

3° Plus ou moins selon cas, 12 heures après.

Les doses totales oscillent par conséquent entre 2000, 3000, 4000 à 10.000 unités (20 cc., 30 cc., 40 cc., 100 cc., de notre sérum environ).

En somme, la posologie du sérum antidiphtérique obéit à trois conditions principales : l'âge du sujet, la gravité de la maladie, le degré de concentration du sérum lui-même.

Il semble résulter que, d'une façon générale, il soit préférable d'*injecter, le plus tôt possible, une dose*, non exagérée, mais *bien suffisante*, et de ne renouveler l'injection que dans certaines circonstances.

Il faut frapper vite, frapper fort, puis attendre.

Sérum chauffé. — Violi (de Constantinople) aurait trouvé quelque avantage dans l'emploi d'un sérum chauffé à 58° pendant 2 heures.

Le sérum plongé dans l'eau froide amenée en une demi-heure à 58°, puis maintenue 20 minutes de 59° à 59°5, donnerait moins d'accidents post-sérothérapiques, d'après M. le Dr N. Sponck (1).

Sur 1365 cas, il y avait eu 208 éruptions, soit 15,2 % avec le sérum ordinaire. Avec le sérum chauffé, sur 251 cas, il n'y eut que 12 érythèmes, soit 4,7 %.

La puissance curatrice n'est pas amoindrie.

(1) C. H. H. Sponck (Utrecht). — Influence favorable du chauffage du sérum antidiphtérique sur les accidents post-sérothérapiques. (*Annales de l'institut Pasteur*, 1898, p. 698.)

Il recommande en outre, pour éviter les érythèmes, de ne pas prélever le sérum sur le cheval avant qu'il y ait 15 jours pleins après la dernière injection de toxine.

Indications, pratique. — Si la connaissance des doses habituelles auxquelles on emploie le sérum antidiphtérique a son importance, les indications de cet emploi n'en possèdent pas moins. En dehors de la question de qualité et de quantité, il y a celle d'opportunité.

La nature même, bien spécifique du remède, qui s'adresse directement à l'intoxication diphtérique en précise et en limite exactement l'usage.

Aussi, lorsqu'un examen bactériologique nous a renseigné nettement, notre conduite est-elle pour ainsi dire mathématiquement tracée.

Mais la culture met un jour à pousser, et dans la pratique nous sommes mis en demeure d'agir au plus vite si nous voulons obtenir le maximum d'effet ; il faut donc prendre une décision avant l'examen bactériologique, une autre après la réponse de cet examen.

1° *Avant examen bactériologique.* A. *Pratique systématique de l'injection immédiate.*

Il y a d'abord la conduite simpliste, qui consiste à pratiquer, sauf de rares exceptions, une *injection de sérum à tout enfant atteint de diphtérie ou d'affection pouvant être soupçonnée telle.* C'est donc une règle uniforme, très commode.

Ce principe de l'injection préalable fonctionne dans les hôpitaux d'enfants parisiens, elle est à peu près inoffensive, du moins sans inconvénient.

C'est ainsi qu'agissait déjà M. Moizard, qui injectait 20 cc. à tout douteux, de même M. le Dr Sevestre de même M. Sörensen, au Blegdanssspital de Copenhague, L. Concetti (Rome) et tutti quanti.

Cette pratique paraît *très recommandable* à l'hôpital où les enfants arrivent le plus souvent dans les plus mauvaises conditions. Temporiser serait perdre bien des chances de guérison et laisser se créer l'irréparable.

A l'hôpital, surtout lorsque l'isolement n'est pas parfait, il y a une autre raison à l'injection systématique immédiate : si l'enfant traité n'a pas une angine reconnue ultérieurement diphtérique, le sérum fait son office de prophylaxie. Il est inutile au traitement, mais il protège le sujet. De plus, la règle générale posée s'oppose en l'absence du chef de service à toute initiative, qui, non raisonnée, pourrait être défavorable au malade.

Si de multiples raisons plaident en faveur de la pratique systématique de l'injection précoce à l'hôpital, il semble pouvoir n'en être pas tout à fait de même en ville.

Il n'y a guère de médecins d'enfants qui l'ait transportée tout d'un bloc dans la clientèle privée.

A conditions autres, conduite autre.

B. *Pratique non systématique.* — Ici, il faut distinguer.

Si l'on est appelé en ville près d'un malade qui se présente dans des conditions semblables à celles que l'on rencontre à l'entrée des clients de l'hôpital, c'est-à-dire, peu de résistance de l'enfant, maladie non au début, diphtérie secondaire, la règle de l'injection immédiate s'impose.

Si, bien que mandé au début, on se trouve en face d'une situation qui s'annonce sérieuse, il y a lieu de ne pas atermoyer, il faut faire l'injection immédiate. Tel est le cas d'*angine avec croup simultané*.

Par contre, si l'on se trouve en face d'un sujet en bon état de santé habituelle, qu'on le voit tout à fait au début, qu'il présente une maladie d'allure bénigne, il est permis de remettre l'injection jusqu'au diagnostic bactériologique. Toutefois, même avant le renseignement, on se tiendra prêt et on n'hésitera pas à faire l'injection, si la marche de la maladie indiquait quelque tendance au pire. *Plutôt pécher en trop qu'en moins.*

Croup primitif. — Dans le *croup primitif*, la menace du côté du larynx fait surgir une indication d'urgence. On a deux raisons pour agir et agir vite, la diphtérie soupçonnée, l'obstacle laryngé.

Une injection précoce peut rendre l'intervention opératoire inutile ou en tout cas autoriser à faire l'intubation et éviter la trachéotomie.

Voici, ce semble, à quelques dissidences de détail près, la conduite de la majorité des médecins qui ont le plus l'habitude de manier le sérum, et en particulier de nos maîtres parisiens.

2° *Après l'examen bactériologique.*

L'examen bactériologique permet de dresser le tableau suivant des angines :

A	angines diphtériques pures...	bacille long.
		bacille court.
	angines diphtériques associées	au streptocoque strepto-dipht.
		au staphylocoque.
		à d'autes germes.

B. angines non diphtériques { streptocoque. staphylocoque. pneumocoque. bacille fusiforme de Vincent. autres germes.

Dans cette liste *sont tributaires du sérum toutes angines diphtériques pures ou associées* ; par contre, absence de bacille diphtérique bien constatée indique abstention de sérum.

Une seule divergence sépare les auteurs à propos du bacille court ; les uns lui dénient la nature diphtérique et concluent à l'inopportunité de l'injection de sérum ; les autres en font un bacille diphtérique, mais atténué, et n'en pratiquent pas moins l'injection (A. Sevestre et L. Martin). Sauf ce petit point de détail, l'accord des cliniciens semble à peu près parfait.

L'association, loin de contre-indiquer le sérum, l'indique, puisque le bacille de Lœffler exalte la virulence des autres germes, comme la sienne s'exalte par la présence des autres.

Du reste, l'analyse bactériologique plus approfondie nous montre la grande fréquence de l'association.

Si donc on avait attendu jusqu'à la réponse de l'examen bactériologique, et qu'elle arrivât positive, on ferait l'injection immédiatement, sans aucun retard.

Il ne faut pas oublier cependant qu'il arrive parfois qu'il y a désaccord entre la clinique et la bactériologie ; la clinique nous dit diphtérie, quand la bactériologie reste dans la négative.

En pareil cas, le pas appartient à la clinique (Variot, etc.) ; *toute angine bien diphtérique cliniquement, quoique non bactériologiquement*, doit être traitée comme diphtérique et *se réclame de la sérothérapie.*

Cette conduite se légitime par cette circonstance qu'un certain nombre d'angines, qui n'avaient pas permis de déceler le bacille diphtérique à un premier examen, l'ont présenté subséquemment.

Ainsi, il peut ne pas y avoir de bacille à la culture dans des productions pharyngiennes, lorsqu'il s'est rencontré dans la suite dans le jetage par la canule de trachéotomie, comme dans un cas rapporté par le Dr Ch. Krafft, ainsi que dans d'autres par MM. Sevestre et Mery. (*Soc. méd. hôp.*, 8 fév. 1895.)

La nécessité d'agir le plus près du début prime tout. Du reste, *si le sérum est inutile, il n'est pas nuisible.*

Répétition des injections. — Les conditions qui créent l'indication d'injecter le sérum, peuvent, quand une injection a été déjà pratiquée faire naître l'indication d'une ou de plusieurs nouvelles injections.

Un certain nombre d'auteurs, sans s'opposer systématiquement à la répétition des doses préfèrent pratiquer une injection suffisante et attendre ensuite. Pour quelques-uns, si une première injection ne donne pas de résultat, il ne faut rien espérer d'une autre.

Quoi qu'il en soit, *il faudrait ne pas trop se presser à reprendre la seringue.*

Malgré tout, il y a parfois nécessité de répéter les injections. On se basera sur les indications suivantes :

1° Persistance d'un état général mauvais ;

2° Persistance ou extension des fausses membranes ;

3° Propagation au larynx ;

4° Persistance d'une température élevée après 24 heures sans qu'il soit constaté de complication qui l'expliquerait. Toutefois, il faut savoir que l'abus des injections coup sur coup, provoque de l'hyperthermie (A. Sevestre). Dans ce cas, plus on injecte, plus on prolonge l'état fébrile.

Contre-indications. — Si les indications du sérum antidiphtérique nous apparaissent bien nettes, entraînent-elles des contre-indications ?

1° Nous avons déjà traité la question de l'*albuminurie* et nous avons vu qu'elle *serait* peut-être plutôt *une indication*. S'il est possible que le sérum provoque une légère albuminurie dans son élimination par le rein, il aurait bien plutôt une action favorable que nuisible, et l'on en cite des observations très nettes d'albuminurie préexistant à l'injection et guérie après.

2° On a parlé des associations microbiennes comme contre-indication. Ce qui est vrai, c'est que le sérum agit moins bien dans les angines associées, surtout lorsque prédomine la virulence des germes associés, même s'il y a quelque épidémie grippale en l'air.

Il y a même dans ces conditions avantage à se servir du sérum qui agit indirectement sur les microbes associés, puisqu'en détruisant la toxine, il s'oppose, dans une certaine mesure, à ce que le bacille de Lœffler puisse exalter la virulence des autres microbes.

Si le sérum était mauvais contre les associations microbiennes, il ne devrait pas donner de si bons résultats en général, car on sait aujourd'hui que la diphtérie absolument pure n'est pas le cas le plus fréquent.

3° L'hypothermie peut être, il est vrai, une contre-indication, mais encore il faut en rechercher la cause. Si elle dépend de l'infection diphtérique, elle réclame plutôt le sérum.

4° Une question de contre-indication qui demande quelques explications, c'est celle de la tuberculose du sujet.

Le sérum antidiphtérique comme tout sérum du reste, même le sérum artificiel, provoque chez les tuberculeux assez généralement une poussée hyperthermique.

Chez trois adultes injectés préventivement, M. le prof. A. Johannessen a observé cette élévation de température. C'est en somme l'élévation thermique initiale.

S'ensuit-il que le sérum aggrave la tuberculose? N'est-ce pas plutôt la diphtérie ? (A. Sevestre.) Tout au plus, peut-on penser avec M. Variot (1) que chez les tuberculeux le sérum reste inactif, et il cite trois cas de mort.

Si l'on en croit l'expérience chez les animaux, le sérum aurait plutôt ici une influence favorable. M. le professeur L. Concetti a fait faire par MM. les Drs Buvatti et L. Spolverini l'expérience directe ; deux lots de cochon d'Inde reçoivent l'un une culture de tuberculose et de la toxine diphtérique, l'autre la même culture de tuberculose, la même toxine, mais en plus du sérum antidiphtérique, les animaux des deux lots sont morts, mais ceux qui ont reçu du sérum ont résisté beaucoup plus.

Causes d'insuccès. — Le sérum théoriquement devrait être infaillible, mais en pratique il se heurte à des obstacles. La connaissance des causes d'insuccès nous permettra de chercher à les éviter, si possible. On peut les résumer ainsi d'après L. Concetti :

1° *Hypertoxicité primitive*, rapide, telle que, même en se hâtant, on arrive trop tard.

2° *Infections secondaires* ou concomitantes, surtout streptococciques, plus rarement staphylococciques, diplococciques, etc., broncho-pneumonies, septicémies diverses.

3° *Asphyxie* par obstruction de petites bronches, bronchite fibrineuse, croup bronchique.

4° *Manque de résistance* et surtout de réaction du sujet, hypothermie, débilité, maladies antérieures, rougeole, scarlatine, tuberculose. Il en est de même du *jeune âge*. Le pourcentage de guérison augmente beaucoup avec l'âge.

(1) Variot. — *Journal de clinique et de thérapeutique infantiles* (17 janvier 1895).

Âge	cas	morts	o/o
Fin de la 1e année........	4	2	50 %
2 à 3 ans..................	32	7	21.147 %
4 à 5 ans....	22	5	22.72 %
6 à 8 ans.................	19	2	10.52 %

(L. Concetti (1).

Toutefois on a remarqué que le sérum favorise dans une certaine proportion les sujets plus jeunes par rapport à ce qu'on observait autrefois.

EMPLOI DU SÉRUM EN DEHORS DE L'ANGINE ET DE LA LARYNGITE.

Diphtérie oculaire. — Toute manifestation diphtérique indique l'emploi du sérum, telle la conjonctivite diphtéritique.

Affections diverses. — On a même étendu l'emploi du sérum à d'autres affections soit oculaires, la conjonctivite granuleuse, soit à des affections très diverses, sans rapport avec la diphtérie, comme l'asthme (Ravillod), le tétanos (Welscher), la gangrène.

On l'a appliqué à l'ozène, ou à d'autres affections nasales, comme le Dr Natali, dans un cas de rhinite avec abcès parotidien et sous-maxillaire, et otite moyenne suppurée.

Dans la coqueluche, d'après M. le Dr V. Gilbert (2) (de Genève), avec 10 cc. on obtiendrait une réduction de durée de la maladie : mais deux médecins de Florence (3) n'ont pas vérifié ces bons résultats. Chez les coqueluchoux diphtéritiques, le sérum guérit bien la diphtérie, mais pas la coqueluche.

Dans la pneumonie M. Talamon (4). vient d'employer le sérum antidiphtérique à larges doses, non seulement sans accidents, mais avec des résultats encourageants.

EMPLOI PROPHYLACTIQUE.

Un assez grand nombre de faits assez concluants par eux-mêmes montrent la valeur réelle de l'injection préventive.

(1) L. Concetti. — Nuove osservazioni sulla sieroterapia antidifterica, (*Bullettino della R. Academia medica di Roma*, Anno XXII, 1895-96, Fasc. VII. Roma 1896, p. 10, tirage à part.)

(2) V. Gilbert. — *Revue de la Suisse romande*, 1899

(3) G. Caccia et M. Orefici. — Sulla valore curativo del siero antidifterico nella pertosse. (*La Pediatria*, nov. 1899.)

(4) Ch. Talamon. — Traitement de la pneumonie par le sérum antidiphtérique. (Société méd. des hôpitaux, 22 janvier 1901.).

Ainsi, le Dr Martin (1) (de Genève), rapporte qu'à la suite d'un cas de diphtérie déclaré dans un établissement d'enfants convalescents de 8 mois à 3 ans, il fit chez 29 enfants une injection de 6 cc. de sérum. De ces 29 enfants aucun n'a eu de diphtérie. Par contre 2 autres enfants entrés ultérieurement et non injectés furent atteints.

Sur 35 injectés, L. Concetti n'a eu aucune diphtérie. En général, il n'y en aurait pas plus de 2 % et la maladie bénigne ne donnerait que 2 % de mortalité (L. Concetti).

L'injection préventive ne donne en général lieu qu'à des inconvénients minimes dus au sérum, comme la fièvre possible, l'albuminurie passagère, les érythèmes.

Toutefois, comme à côté de ces très légers accidents, on a relaté des faits malheureux suivis de mort, comme l'histoire très impressionnante du jeune enfant du professeur Langenhans (de Berlin) et bien qu'on les explique autrement que par l'effet directe du sérum, par asphyxie par vomissement dans les bronches, etc., on se montre aujourd'hui un peu plus réservé dans l'application préventive de la méthode.

En ville, on pourrait, sauf exception, s'en abstenir. C'est du reste la pratique assez généralement adoptée chez nous.

Dans les agglomérations d'enfants, la question peut et doit se poser, car dans ces conditions l'intérêt particulier doit passer après l'intérêt général et il faut savoir prendre la responsabilité de faire la part du feu. Ce sera le cas, pour les crèches, les asiles, les pensionnats, les hôpitaux. (A. Bazinsky, Netter) (2).

La dose prophylactique se maintiendra en général entre 10 cc. pour les enfants et 20 cc. pour les adultes.

L'indication du sérum préventif ne comporte pas un bloc systématique, mais des cas particuliers qu'il faut distinguer, en se basant sur l'examen de la gorge (Egidi, Concetti, Sevestre, etc.).

L'indication est absolue dans deux circonstances : 1° chez les petits chez lesquels on trouve dans les mucosités pharyngiennes le bacille diphtérique (A. Sevestre et L. Martin). 2° Lors d'épidémie foudroyante chez les petits au-dessous de 3 ans, même s'ils n'ont pas de bacille dans la gorge.

L'indication n'est que relative, mais existe cependant chez les

(1) Martin. — Comptes rendus du XIIe Congrès international de médecine, Moscou 1897. Vol III, p. 275.

(2) Netter. — Emploi du sérum antidiphtérique à titre préventif dans un service de rougeoleux (Congrès internat. de médecine, section de médecine de l'enfance, Paris, août 1900.)

enfants plus grands, à la campagne, quand le médecin ne peut revenir avant un jour, enfin chez tous suspects.

Ces mesures paraissent d'autant plus de rigueur qu'il s'agit d'hôpital, de famille pauvre.

Tant que l'épidémie ambiante reste menaçante, il faudrait renouveler les injections tous les 10 à 12 jours (Concetti) ou seulement toutes les 3, 6 ou 8 semaines, puisque l'immunité peut ne durer que 7 semaines, au plus 10 (Behring).

A propos de l'injection prophylactique il faut faire cette remarque qu'on rencontre le bacille de Lœffler même chez les individus sains, il est vrai avec fréquence et avec virulence plus grande chez ceux qui se sont trouvés en contact avec les diphtériques comme l'a noté M. Kober (1). Sur 128 individus en contact, il y avait dans 8 % du bacille et virulent, sur 600 non en contact seulement 2,5 % et non virulent.

Mode d'action. — (Voir : rapport sur les sérums en général par M. Vidal.)

Durée de l'immunité. — La diphtérie ne compte pas parmi les infections qui vaccinent l'organisme d'une façon plus ou mois définitive ni même à très longue échéance.

Le sérum antidiphtérique semble n'avoir guère changé cette propriété.

On peut voir des récidives de diphtérie.

D'après les résultats obtenus par M. le prof. O. Heubner dans son service de l'hôpital de la Charité à Berlin, l'injection immunisante faite au point de vue prophylactique, préserverait les sujets un mois environ comme l'avait indiqué Behring.

Technique.— (Voir : rapport sur les sérums en général par M. Vidal).

(1) Kober. — Présence du bacille diphtérique sur la muqueuse buccale des individus sains. (*Zeitschrift f. Hygiene und. Infectionskrankheiten*,1895).

CONCLUSIONS

1° Le sérum antidiphtérique nous apparaît comme un remède d'une valeur souveraine : le prouvent les statistiques de mortalité et le rapport entre la morbidité et la mortalité, tels qu'ils sont aujourd'hui, comparés à ce qu'ils étaient avant la sérothérapie.

Il y a relativement moins d'opérés et une plus grande proportion de guéris.

Les objections destinées à atténuer les faits, s'appuient sur des exceptions sans portée générale.

2° Il entraîne avec lui quelques accidents, mais bénins, les érythèmes, une poussée fébrile bénigne, quelques arthralgies, peut-être de l'albuminurie, mais d'une fréquence relative, quoique dus manifestement au sérum.

3° Son emploi comporte des questions de doses, de répétition de doses, assez bien fixées aujourd'hui en général.

4° Il y a une importance capitale *à faire l'injection le plus tôt possible et à dose suffisante* pour obtenir le maximum de rendement.

5° C'est pourquoi, sauf dans les cas tout à fait bénins, on doit adopter la pratique de faire l'*injection immédiate sans attendre la réponse de l'examen bactériologique.*

6° Une injection peut suffire, et il faut savoir attendre au moins 12 heures même 24 heures avant d'en faire une seconde ; toutefois dans les cas sévères, quand les phénomènes ne s'amendent pas et encore plus s'aggravent, il ne faut pas hésiter à répéter l'injection.

7° L'immunité n'est que provisoire, d'environ 1 mois.

8° On peut utiliser le sérum comme agent prophylactique principalement dans les agglomérations d'enfants.

9° La technique est simple, c'est celle de toute injection sous-cutanée copieuse.

Elle réclame des précautions minutieuses d'asepsie et d'antisepsie.

LES SÉRUMS ARTIFICIELS

Par L. Hallion,

Membre de la Société de médecine et de chirurgie pratiques.

Le terme de « sérum artificiel » a été critiqué à bon droit, car aucun des liquides ainsi dénommés n'imite, même grossièrement, la composition si complexe du sérum sanguin. A-t-on voulu désigner des solutions qui peuvent être impunément injectées en notable abondance dans le sang circulant et remplacer ainsi physiologiquement, à certains égards, le sérum ou plutôt le plasma vivant ? Alors on a mal fait d'étendre la même désignation à d'autres compositions injectables qui ne sont pas dans le même cas. A la vérité, ces protestations, si justifiées qu'elles soient, demeureront platoniques, je le crains ; le mot est d'un usage trop répandu, sinon trop ancien, pour qu'on ait désormais grande chance de le bannir ; c'est tout au plus si l'on peut espérer restreindre ses empiètements. Je l'accepterai ici tel que nous l'impose la coutume.

Je parlerai en premier lieu et je parlerai surtout de la solution de chlorure de sodium au titre dit physiologique ; c'est le type de sérum artificiel le plus important, et par l'emploi qu'on en fait, et par les considérations théoriques auxquelles il a donné matière. Je signalerai également quelques solutions minérales un peu plus complexes, mais réalisant à peu près le même degré de dilution et jouissant des mêmes propriétés essentielles.

Viendront ensuite certains sérums artificiels qui diffèrent des précédents par leur concentration plus forte, mais qui ont avec eux un trait commun : ils ne contiennent guère que des substances identiques ou très analogues aux éléments minéraux principaux du plasma sanguin, substances incapables, dès lors, de pervertir profondément la constitution chimique du milieu intérieur, et dépourvues, par le fait même, d'une notable toxicité propre. Enfin, dans un dernier groupe des « sérums artificiels » figurent diverses substances médicamenteuses : gélatine, sels de mercure, etc. Je distinguerai donc, ne fût-ce que pour la commodité du langage, les sérums artificiels en trois catégories, suivant qu'ils seront *dilués*, *concentrés* ou *médicamenteux*.

Chacun sait combien le sujet, ainsi compris, serait vaste ; je n'ai pas à m'excuser d'être incomplet. Mon seul désir, étant donné le cadre restreint dont je dispose, est de rappeler les points les plus intéressants que la question me paraît actuellement comporter.

I. La solution de chlorure de sodium dite physiologique.

La solution de chlorure de sodium à un titre voisin de 7,5 pour 1000 représente le sérum artificiel le plus usité. On l'injecte d'ordinaire à dose relativement élevée ; nous aurons donc en vue, d'une façon générale, les cas où la quantité injectée atteint ou dépasse 250 cc. dans les 24 heures.

On sait l'importance énorme qu'a prise cette médication dans la thérapeutique contemporaine ; un simple relevé bibliographique des travaux dont elle a fait l'objet déborderait à lui seul l'espace très limité dont je dispose. On me pardonnera de taire, faute de place, tant de noms d'auteurs que je devrais citer (1).

J'examinerai successivement les qualités que doit réaliser la solution injectable, la technique des injections, les effets essentiels que la physiologie et la clinique ont reconnus au sérum artificiel dilué, enfin les applications pratiques si nombreuses qu'on en a faites, surtout dans ces dernières années.

Qualités et composition du sérum injectable. Dans les cas d'urgence tout à fait exceptionnelle, où l'on n'a pas sous la main une solution stérilisée, lorsqu'on n'a pas une seconde n'est à perdre, il vaut mieux risquer une infection que de laisser venir une mort certaine ; deux cuillers à café, exactement remplies de sel finement pulvérisé, non tassé, seront ajoutées à 1 litre d'eau, cela donne une solution à 9 pour 1000 (Fancy) immédiatement utilisable. Sinon, est-il besoin d'insister sur la nécessité d'une *stérilisation préalable*, par ébullition ou mieux par chauffage à l'autoclave ?

A quel titre doit être la dilution de chlorure de sodium destinée aux injections abondantes ? La solution à 7,5 pour 1000 est communément employée, et son innocuité a été aussi largement démontrée que possible.

Pourtant, guidés par des idées théoriques plutôt que par les données cliniques et expérimentales, certains auteurs ont récem-

(1) Je renvoie à la monographie très intéressante de Lejars. (*Le lavage du sang*, 1897, Masson, éditeur), où j'ai puisé moi-même beaucoup de renseignements.

ment proposé comme seule rationnelle la concentration à 9 ou 10 pour 1000. Ces auteurs disent : dans la solution de NaCl à 7,5 ‰, les globules rouges subissent une altération, qui consiste en un léger gonflement par absorption d'eau ; ce phénomène est d'ordre osmotique ; il tient à ce que la pression osmotique normale du plasma sanguin, égale à celle du globule rouge lui-même, correspond à une solution de chlorure de sodium non à 7,5 mais à 9 ou 10 p. 1000 ; cette dernière, à cause de cela, est dite *isotonique* au globule rouge et c'est elle qu'on doit préférer. Il serait intéressant, mais un peu long, de discuter à fond cette question théorique ; je ferai simplement observer que l'argument invoqué est loin d'être aussi entraînant qu'on le suppose, car 1° la solution à 7,5 introduite dans le sang circulant, même directement et en abondance, abaisse *de fait*, très peu la pression osmotique du plasma sanguin et par conséquent ne modifie, de fait, le globule rouge que dans une mesure *tout à fait négligeable* ; 2° on se préoccupe de l'action exercée sur le globule rouge, et sur les cellules en général, par une variation introduite dans la pression osmotique du sang ; fort bien, mais on oublie de tenir compte de l'équilibre salin du milieu intérieur ; or, quand on ajoute au plasma, qui renferme le chlorure de sodium au taux de 6 pour 1000, une solution de chlorure de sodium à 9 pour 1000, *on trouble nécessairement l'équilibre salin*, dont la grande fixité à l'état normal implique l'importance physiologique très grande. Ces considérations suffisent à montrer qu'il faut se méfier de l'*a priori*, quand il s'agit d'un problème comme celui-ci, dont les données sont multiples et sans doute incomplètement formulées. *Même théoriquement*, le titre de 7,5, intermédiaire au titre en chlorures et au titre isotonique, paraît logique, si l'on veut ménager à la fois, à un degré suffisant, et la teneur en chlorures et la pression osmotique du plasma ; d'ailleurs, *empiriquement*, ce titre salin s'est montré parfaitement convenable, et c'est là ce qui importe.

Est-il nécessaire de chauffer au préalable aux environs de 37° le liquide à injecter ? Sauf sans doute quand il s'agit d'injections intraveineuses très copieuses et rapides, cette précaution semble peu utile, si l'on considère que, d'après le calcul, un litre entier de sérum à 17°, injecté chez un sujet pesant 65 kilog., n'abaisserait sa température que de 1/3 de degré. Cet abaissement, inférieur comme valeur aux oscillations physiologiques journalières, serait d'ailleurs compensé, et au delà, par l'effet hyperthermisant habituel des grandes injections.

La technique des injections. Je ne saurais décrire ni même signaler tous les *appareils* à l'aide desquels se pratiquent les injections quelque peu copieuses de sérum artificiel ; la force de propulsion que l'on utilise est tantôt la pression d'un piston comme dans les seringues, pression exercée par l'opérateur ou rendue automatique à l'aide d'un ressort ; tantôt une compression d'air, réalisée à l'aide d'une poire de caoutchouc ; tantôt enfin la pesanteur, lorsqu'un récipient posé ou suspendu à une certaine hauteur (1 m. 50, en moyenne, plus ou moins suivant la vitesse que l'on désire) laisse s'écouler son contenu par un tuyau de caoutchouc, qui aboutit à la canule injectante.

L'injection *sous-cutanée* est la plus habituelle. Je rappellerai brièvement les principales règles à observer (sauf contre-indications particulières). Choisir une région pourvue de tissu cellulaire lâche : pourtour du grand trochanter, paroi abdominale, aisselle, et surtout fesse et face antéro-externe de la cuisse. Préférer l'injection sous-cutanée à l'injection intra-musculaire, plus douloureuse. Ne pas trop précipiter la vitesse, car une injection trop rapidement faite, comprimant les capillaires et tassant les tissus, est moins rapidement absorbée par le sang ; elle est aussi plus douloureuse. Ne guère dépasser 250 grammes à la fois en un même point ; faire plutôt plusieurs injections, simultanées ou successives, en des régions diverses. Par contre on pourra avec profit utiliser la même région pour plusieurs injections, l'œdème une fois résorbé, un massage léger de la boule d'œdème favorise la résorption, dont la rapidité varie d'ailleurs suivant les cas. Observer une asepsie soignée.

L'injection *intra-veineuse* peut se faire dans toute veine superficielle ; on choisit d'habitude une des suivantes : veines du pli du coude (médianes céphalique ou basilique), saphène interne ou saphène externe. Si le vaisseau est assez gonflé, on peut procéder par ponction : on introduit l'aiguille jusque dans la veine. Sinon, on découvre le vaisseau par une incision légèrement oblique par rapport à lui, (incision verticale, par exemple, pour une veine du pli du coude) : on dénude la veine sur une étendue de 1 cent. 1/2 ; on la lie en bas, on ouvre le vaisseau avec la pointe du bistouri ou les ciseaux, en long, sur 5 mm. environ : on enfonce la canule (canule de verre effilée en biseau, ou toute autre en cas d'urgence) ; on la lie au besoin sur la veine. On a eu grand soin, auparavant, d'expurger d'air la canule, ainsi que le tuyau qui la relie au récipient rempli d'eau salée. Faire pénétrer le liquide sans brusquerie. L'injection finie, lier le bout supérieur de la veine ; suturer la peau. Asepsie rigoureuse, sans relâche, bien entendu. Si, au bout de quelques heures, une nouvelle injection est nécessaire, prolonger l'incision en haut et ouvrir la veine au-dessus de la dernière ligature ; si l'on trouve là un caillot, remonter plus haut.

L'injection *intra-artérielle* est à peu près abandonnée. De même les injections *intra-péritonéales*. Les injections *rectales* ont peu de partisans.

La méthode de la *saignée-transfusion*, telle qu'elle a été préconisée par H. Barré, est trop compliquée : on fait pénétrer l'injection de sérum artificiel dans les veines au fur et à mesure que le sang s'écoule par saignée, et en même quantité absolue. Il est plus pratique et il semble tout aussi utile de séparer ces deux temps : saignée d'abord, injection ensuite, la quantité de sérum injectée peut d'ailleurs excéder la quantité de sang prélevée, ou inversement.

Effets des injections. — Tout d'abord il convient de mettre en lumière leur haut degré d'*innocuité*. Ce premier point fut établi surtout par les physiologistes. Ceux-ci avaient montré qu'une solution faible de chlorure de sodium, mise en contact avec les tissus dénudés, non seulement ne les altérait pas, mais encore en sauvegardait l'intégrité ; ils s'en servaient notamment pour protéger contre la dessiccation les filets nerveux, organes si délicats. Ils firent voir aussi que cette solution, dite *solution physiologique*, injectée dans le sang, était bien tolérée et ranimait les animaux exsangues (Jolyet et Laffont). Enfin MM. Dastre et Loye montrèrent jusqu'à quel degré, véritablement imprévu, l'organisme d'un animal sain s'accommodait d'une injection intra-vasculaire d'eau salée, si copieuse fût-elle, pourvu seulement qu'elle ne fût pas trop rapide.

Dans ces expériences, le volume de l'urine s'accroît dans une mesure énorme, de manière à égaler le volume de la solution injectée ; suivant l'expression de MM. Dastre et Loye, l'organisme devient un véritable « tonneau des Danaïdes ». En vérité, une comparaison semble s'imposer avec le filtre, sur lequel le chimiste lave un précipité ; de là l'idée que l'organisme, traversé par ce courant d'eau continu, se lave, plus copieusement qu'à l'état normal, des matières de déchet qui souillent pour ainsi dire ses tissus. Ce « *lavage du sang et des tissus* » fut admis comme une conséquence de la diurèse observée. Il en résultait immédiatement des déductions fort importantes au point de vue thérapeutique, car si l'on possède un moyen simple et inoffensif de laver l'organisme, on saura dépouiller celui-ci de tous les poisons qui peuvent éventuellement l'imprégner : c'est là un champ d'applications des plus vastes, dont la pathologie générale a révélé toute l'étendue. Les recherches aussitôt se multiplièrent dans ce sens, les résultats furent remarquables et parurent confirmer à tel point la justesse de l'idée directrice, que le terme d'injection salée et le terme de lavage du sang furent employés comme synonymes.

Cela étant, l'intérêt de la question cesse d'être purement théorique, et je dois m'occuper avec quelque détail d'une conception dont l'application pratique est incessante. Nous avons donc à nous demander si cette manière de voir ne souffre pas d'objections.

S'il m'est permis d'invoquer des recherches personnelles, que j'ai publiées avec Carrion, j'oserai critiquer l'argument physiologique sur lequel s'est fondée essentiellement la théorie du lavage du sang. L'argument fondamental est le suivant : l'eau salée, injectée en très grande abondance, provoque une très abondante émission d'urine ; or, l'urine charrie des substances excrémentitielles diverses ; donc l'augmentation de la diurèse va de pair avec un accroissement dans la vitesse d'élimination de ces substances, qui sont déversées par le rein en même temps que le trop-plein de l'eau salée introduite. Mais a-t-on bien le droit d'admettre que le volume de l'urine et le poids des matières dissoutes considérées varient nécessairement dans le même sens ? Si je m'en rapporte à nos propres recherches, cette supposition ne se vérifie point dans les expériences dont il s'agit.

Mais si la base physiologique de la théorie du lavage du sang est, comme nous le pensons, moins solide qu'on ne l'a cru jusqu'à présent, on ne saurait désormais l'appliquer sans contrôle aux faits pathologiques. Ce contrôle nécessaire sera facile à établir : on dosera dans l'urine, avant et après les injections, le résidu sec (moins les chlorures), et l'on verra si cette valeur augmente, diminue, ou reste fixe, dans tel cas ou dans tel autre. Si le résidu de l'urine, rapporté à une période de temps donnée, s'accroît par rapport à une période antérieure, on pourra conclure à la réalité du lavage. Cette recherche ne serait pas sans intérêt, je crois ; je ne sache pas qu'elle ait été faite, au moins de façon systématique.

A la vérité, ce qu'il importerait surtout de connaître, au point de vue qui nous préoccupe, c'est la manière dont se comportent, sous l'influence des injections, non pas l'ensemble des éléments de l'urine, mais bien les substances toxiques éliminées par la voie rénale ; aussi a-t-on songé à évaluer spécialement les variations que produiraient les injections dans la toxicité urinaire. Ce projet serait logique, si l'exécution n'en était fort difficile, sinon impossible pratiquement. Comparer, au point de vue de leur toxicité respective, deux urines dont l'une est dans un état d'extrême dilution, c'est une entreprise assez hasardeuse ; dans les différences observées interviendrait un facteur physique dont il serait malaisé de faire la part.

De plus, le procédé classique d'évaluation de la toxicité urinaire, où l'on obtient en quelques minutes la mort de l'animal soumis à l'expérience, est forcément incapable de nous fournir aucune indication sur certains poisons, poisons lents, dont le pouvoir nocif est énorme, mais dont l'action ne saurait se révéler qu'après une incubation durant plusieurs heures : telles sont en particulier certaines toxines microbiennes. Voilà pourquoi, suivant nous, la recherche de la toxicité urinaire, démonstrative en théorie, donnerait, de fait, de médiocres renseignements. Quant au dosage chimique, un grand nombre de poisons urinaires s'y prêteraient fort mal.

Si l'entraînement des poisons est difficile à mettre directement en évidence, n'existe-t-il pas des preuves indirectes qui le rendent au moins très probable ? Telle n'est-elle pas l'amélioration évidente des phénomènes toxiques, que provoque, dans la très grande majorité des cas, l'injection d'eau salée appliquée au traitement des intoxications et infections les plus diverses ? Non, car nous verrons que l'eau salée possède un ensemble de propriétés physiologiques grâce auxquelles, sans que le poison soit entraîné, les effets de ce poison pe uvent être contrebalancés dans une large mesure.

Quand du terrain de la clinique, on passe sur le domaine expérimental, les faits, devenus plus simples, sont d'une interprétation plus facile. Cependant aucune conclusion définitive ne se dégage de l'ensemble des résultats obtenus. Le lavage du sang paraît s'être réellement exercé sur certains poisons, en particulier dans les expériences de Roger. Mais d'autres expériences plaident plutôt contre l'hypothèse du lavage : en injectant de la toxine diphtérique dans le sang, en pleine période de diurèse provoquée, nous avons, Enriquez et moi, vu l'intoxication suivre son cours, après sa période d'incubation habituelle. MM. Dastre et Loye avaient, de leur côté, échoué dans leurs tentatives contre l'infection diphtérique. Il se peut que certains poisons, moins fortement combinés aux tissus que les toxines microbiennes, se comportent d'une façon particulière au point de vue qui nous intéresse.

En résumé, suivant moi, le lavage du sang n'est pas établi d'une façon péremptoire ; ni l'expérimentation, ni la clinique ne l'ont définitivement démontré, et il faut regarder comme complexe et mal élucidé un problème qu'on semble en général considérer comme très simple et désormais résolu.

De toutes manières, il faut accorder un rôle de premier ordre à d'autres effets physiologiques produits par les injections, effets faciles à apprécier et dont la valeur thérapeutique est considérable.

La *pression artérielle* n'est pas sensiblement influencée, quand elle était normale au préalable, par les injections même intra-vasculaires et copieuses ; mais elle est rapidement relevée, par contre, lorsqu'elle était d'abord anormalement basse. Que l'abaissement de la pression artérielle résulte d'une diminution de la masse sanguine, à la suite d'une hémorrhagie, par exemple, ou qu'il relève d'une atonie générale du système circulatoire, on ne possède pas, pour la remonter, de procédé plus sûr. Or, la chute profonde de la pression artérielle constitue pour l'organisme *une menace immédiate de mort* ; la vie n'est possible, en effet, que moyennant une irrigation suffisante des organes divers et surtout des centres nerveux. C'est pour cela qu'une injection copieuse d'eau saline a si souvent amené des résurrections soudaines vraiment merveilleuses dont les auteurs nous donnent de saisissants récits. L'action de l'eau salée paraît tenir en pareil cas à deux causes principales : l'une purement mécanique, c'est l'augmentation de la masse sanguine ; l'autre d'ordre vital, c'est la stimulation du système nerveux cardiaque et vasomoteur, qui renforce à la fois la tonicité des vaisseaux et l'énergie du cœur.

La *stimulation du système nerveux* est d'ailleurs générale ; elle se traduit, chez les malades en état de dépression ou de collapsus, par le rappel des forces, par le réveil de l'intelligence et de la sensibilité. L'action directe de la solution saline sur les centres nerveux est sans doute pour une part dans ces effets, mais l'amélioration des conditions circulatoires y contribue aussi. De même que le système nerveux coopère à la circulation, de même aussi, inversement, la circulation est nécessaire à l'intégrité des centres nerveux.

De cette association entre la fonction circulatoire et la fonction d'innervation résultent : d'une part, dans les états morbides, la solidarité de ces deux fonctions dans la déchéance, et d'autre part, sous l'influence des injections, leur solidarité dans le relèvement.

Par leurs effets combinés sur le système nerveux, régulateur général de la nutrition, sur le système circulatoire, pourvoyeur des tissus, et enfin sur l'activité propre des cellules, les injections qui nous occupent modifient manifestement les *échanges* chimiques dans l'ensemble de l'organisme. *L'hyperthermie*, qu'elles déterminent souvent à un degré considérable, témoigne de ce fait. On a observé que les crises fébriles, parfois violentes, consécutives aux injections, sont loin d'être fâcheuses : elles comportent au contraire un pronostic favorable, soit que par elles-mêmes, grâce à l'augmentation des combustions, elles réalisent un procédé de défense, soit que l'intensité de la réaction décèle, chez le malade, des réserves d'énergie et attestent son aptitude à la résistance.

On a invoqué, enfin, une action stimulante des injections sur la *phagocytose*, action qui jouerait son rôle dans les infections.

On est loin, à coup sûr, de connaître tous les effets physiologiques engendrés par les grandes injections ; celles-ci modifient non seulement la masse, mais aussi la composition du milieu intérieur ; elles transforment les conditions physiques des échanges par l'intervention de phénomènes osmotiques dont nous entrevoyons depuis peu la haute importance ; leur influence s'exerce non seulement sur le sang mais sur le milieu chimique intracellulaire. Mais plutôt que de risquer, sur ces côtés obscurs de la question, des hypothèses hasardeuses, je m'en tiendrai aux faits relativement bien élucidés que nous venons de passer en revue.

Indications de la méthode. On peut avec Lejars, classer de la façon suivante les états morbides où ont été utilisées les grandes injections. Ce sont les hémorrhagies, les diverses formes de collapsus, certaines intoxications, soit exogènes (empoisonnements), soit endogènes (auto-intoxications), enfin les infections.

1° *Hémorrhagies.* Qu'il s'agisse d'hémorrhagies externes, traumatiques, ou d'hémorrhagies internes, cavitaires, l'effet des injections d'eau salée, pour pallier les résultats de la spoliation sanguine, est extrêment remarquable, connu de tous les médecins, chirurgiens et accoucheurs, et hors de toute discussion.

Dans les cas où la mort est imminente, il n'y a pas un instant à perdre ; l'injection intraveineuse est la méthode de choix, et l'on injectera deux litres et plus, jusqu'à ce que les signes de collapsus se soient franchement amendés et que le pouls ait repris une force suffisante. On ne saurait trop insister sur ce fait que le pouls représente ici le critérium le plus important, le plus sûr. Le premier péril écarté, une surveillance attentive, continue, reste nécessaire. Presque toujours, une ou plusieurs heures après, nouvelles menaces : une ou plusieurs injections seront encore indispensables ; on pourra généralement se contenter alors d'injections hypodermiques, mais *toujours copieuses.* Il n'est pas rare que cinq ou six litres d'eau salée soient utilisés ainsi, dans les vingt-quatre heures ; les jours suivants, on appliquera la même méthode, avec des doses moindres.

Quand les hémorrhagies ont été moins sévères, qu'elles ont déterminé seulement un état d'hypotension vasculaire sans réaliser le collapsus au degré effrayant que nous venons d'envisager, on pratiquera, sans hésiter et sans tarder, des injections répétées, de 500 grammes chacune. « Si les praticiens connaissaient bien, dit Lejars, l'efficacité admirable du sérum artificiel dans les cas de ce genre et la complète innocuité de l'injection sous-cutanée, ils perdraient moins de temps à des procédés divers, et d'emblée ils s'adresseraient à ce « cordial » héroïque. »

Le principal mode d'action de l'injection d'eau salée, dans les cas d'anémie aiguë par hémorrhagie, est trop simple à concevoir et trop connu de tous pour que j'y insiste : en augmentant la masse du sang, on relève mécaniquement la pression artérielle et l'on permet aux éléments sanguins restants de suffire à l'entretien de la vie, jusqu'à ce que l'organisme ait mis en œuvre tous les procédés réparateurs dont il dispose. En dehors de cette action purement physique, il convient d'accorder une part à la stimulation du système nerveux, une part aussi à l'effet coagulant du sérum artificiel, qui aide à la formation des caillots oblitérants dans les vaisseaux ouverts. Ajoutons que la continuation des injections à plus faibles doses, pendant quelques jours, paraît favoriser l'activité des organes hématopoiétiques et hâter la restauration définitive.

2° *États de collapsus.* — Dans l'état de choc, consécutif aux traumatismes accidentels ou opératoires, particulièrement fréquent dans la commotion cérébrale, observé aussi à la suite de lésions encéphaliques remédiables (congestion, anémie) ou irrémédiables, les symptômes sont très analogues à ceux qui suivent les hémorrhagies, car l'hypotension artérielle, qui est ici la conséquence de l'atonie des centres cardio-vasculaires, entraîne toujours à sa suite le syndrome complet qui lui est lié, c'est-à-dire l'état de collapsus.

Après ce que je viens de dire relativement à l'efficacité et au mode d'action des injections abondantes dans le cas d'hémorrhagie, après les notions rappelées antérieurement sur le complexus d'effets croisés que les injections déterminent du côté de la pression artérielle et des centres nerveux, je n'ai pas à m'étendre sur le caractère logique du procédé curatif ici mis en œuvre. De fait, ce procédé se montre très efficace.

Empoisonnements. — Le lavage du sang étant admis, on conçoit que les empoisonnements les plus divers aient été traités par la méthode des grandes injections : intoxications par l'iodoforme, par la strychnine, par le plomb, par les champignons, par l'oxyde de carbone et le gaz d'éclairage, par le chloroforme, etc., et cela lorsqu'il s'agissait d'accidents aigus, subaigus ou chroniques.

Je ne saurais entrer dans le détail des observations publiées et des résultats obtenus, quelque intéressante qu'en puisse être la discussion. Il me paraît, d'après l'ensemble des travaux dont j'ai connaissance, qu'il faille faire deux parts dans les faits rapportés. Tantôt, comme dans les accidents aigus du chloroforme, on trouve parmi les symptômes cardinaux *l'abaissement de la tension artérielle* et un état de *dépression générale* fortement accusé ; dans ce cas, qui est d'ailleurs, il faut bien le dire, celui d'un très grand nombre d'empoisonnements, le résultat obtenu est en général *favorable*. Tantôt, comme dans l'empoisonnement strychnique, on peut avoir affaire, au moins durant une certaine phase, à des symptômes tout différents ; alors le résultat obtenu est variable et l'efficacité de la méthode est discutable. Cette distinction, du reste, me paraît valable, d'une façon générale, pour les cas d'auto-intoxication et pour les cas d'infection, que je vais maintenant aborder à leur tour.

Auto-intoxications. — Le domaine des auto-intoxications est très vaste ; il n'est pas une maladie, pas un état anormal qui ne se traduise par un fonctionnement défectueux de quelque organe, par une certaine perversion de la chimie cellulaire, et, en conséquence, par une altération du milieu intérieur, bref, par une auto-intoxication. Mais quand il s'agit de déterminer la part précise de l'auto-intoxication dans la pathogénie des troubles morbides, la difficulté parfois est grande. On a fait, j'imagine, cette part un peu large, lorsqu'on a pensé guérir par lavage des maladies telles que la chlorose, l'épilepsie et certaines maladies mentales. Qu'on ait enregistré, en ces cas, un certain nombre de succès, cela est possible, mais le mécanisme thérapeutique n'a pas été, je crois, celui qu'on avait supposé, c'est-à-dire le lavage supprimant une intoxication présumée.

Dans d'autres circonstances où le rôle de l'auto-intoxication est démontré ou tout au moins probable, les injections abondantes de sérum ont été préconisées : accidents d'ordre toxique consécutifs à un ulcère gastrique ou à des brûlures étendues, dermatoses diverses (psoriasis, eczéma), goutte, etc.

D'une façon générale, les cas rapportés sont trop peu nombreux, trop vagues ou trop contradictoires pour permettre un jugement d'ensemble sur la valeur des injections copieuses dans chacune des auto-intoxications que nous venons de passer en revue.

Reste à considérer, au point de vue qui nous occupe, deux états d'auto-intoxication très importants : le coma diabétique et l'urémie. Dans le *coma diabétique*, on a obtenu par les injections de sérum artificiel quelques brillants succès, surtout quand on n'a pas tardé trop longtemps à intervenir. Dans quelle mesure respective sont à invoquer, en pareil cas, le lavage du sang, le relèvement de la pression sanguine, le coup de fouet subi par le système nerveux, c'est ce qu'on ne saurait guère préciser.

Dans *l'urémie*, ainsi que dans l'éclampsie, on a obtenu tantôt de brillants succès, tantôt des échecs. Ici encore, l'action thérapeutique est assez complexe et les conditions sont diverses. Dans les cas d'anurie complète, pour peu que le rein se mette à fonctionner sous l'influence des injections, il s'élimine nécessairement des matières antérieurement retenues, il y a donc, à un certain degré, lavage du sang ; mais dans d'autres cas on peut craindre pour le rein déjà malade un surmenage surajouté. Dans certains cas la pression artérielle est élevée, dans d'autres elle est basse ; l'augmentation de la masse sanguine est à redouter dans ceux-là, à rechercher dans ceux-ci. L'état du cœur, celui du système nerveux sont divers : symptômes d'excitation chez tel urémique, de dépression chez tel autre. A l'analyse, il semble que l'anurie, l'hypotension, la dépression et surtout le coma soient les manifestations urémiques contre lesquelles la méthode des injections est le mieux indiquée.

Infections.— Etant donné le rôle prépondérant reconnu aux toxines microbiennes dans toutes les infections, on ne pouvait manquer d'appliquer au traitement des infections les plus variées la théorie thérapeutique du lavage par l'eau salée.

Aussi pourrais-je énumérer ici, en relevant les observations publiées, presque *toutes les infections* traitées par les chirurgiens, les accoucheurs et les médecins ; je devrais signaler en première ligne les septicémies péritonéales de toute origine et les infections puerpérales ; j'aurais à indiquer aussi la pyohémie, l'érysipèle, les infections urinaires, le tétanos, la rage, la fièvre typhoïde, les fièvres éruptives graves, l'endocardite infectieuse, etc. Une mention spéciale est due au choléra, car les succès obtenus par Hayem, dans le traitement de cette maladie, n'ont pas peu contribué à vulgariser la méthode qui nous occupe comme procédé de traitement des diverses infections. Les états cholériformes de cause variée sont d'ailleurs également justiciables de la médication chez les enfants aussi bien que chez les adultes.

L'efficacité des injections copieuses, dans les diverses maladies que je viens d'énumérer, n'est pas nécessairement liée au lavage de l'organisme imprégné par les toxines. Dans le choléra, par exemple, se trouvent réunis les désordres auxquels l'apport d'eau salée est propre à porter remède : diminution de la masse du sang, hypotonie vasculaire, dépression du système nerveux ; en amendant ces phénomènes, on les empêche de produire la mort dont ils menacent d'être la cause immédiate ; on prolonge ainsi la résistance, on gagne du temps, et c'est beaucoup. De même, dans les grandes septicémies, où l'on voit si souvent les injections abondantes, répétées au fur et à mesure que les artères s'affaissent et que le pouls s'éteint, retarder d'heure en heure, de jour en jour la déchéance suprême. Trop fréquemment cette lutte émouvante se termine par l'épuisement définitif des ressources vitales, mais elle aboutit parfois à une victoire inespérée ; tous les chirurgiens en citent de remarquables exemples.

Indications et contre-indications générales.— Si l'on cherche à tirer, de l'ensemble des observations cliniques, des conclusions relatives aux indications de la méthode, on voit que ces indications répondent logiquement aux propriétés générales que nous avons reconnues aux injections copieuses.

De même que le fait du lavage du sang ne paraît pas se démontrer dans toutes les expériences physiologiques qui semblaient propres à le mettre en évidence, de même d'après les observations cliniques, sa réalité ou du moins son importance ne sont pas clairement établies. Par contre, les données expérimentales et cliniques concourent à prouver que *certains symptômes* constituent par eux-mêmes, quelle que soit leur cause, des indications formelles pour l'emploi du sérum physiologique : c'est d'abord l'*hypotension artérielle*, dont le degré le plus marqué réalise l'état de collapsus, et la *dépression nerveuse*, dont le type le plus sévère est représenté par le *coma*.

Suivant le degré auquel se manifestent ces phénomènes, on aura recours à des injections plus ou moins larges, plus ou moins fréquentes. A ce sujet, aucune règle à préciser ; la dose journalière oscille de 250 cc. à 5 ou 6 litres au gré des circonstances.

Il ne faut pas reculer, quand il y a lieu, devant de fortes doses, et l'un des auteurs qui ont traité la question avec le plus de compétence me disait récemment qu'à son avis les succès de la méthode seraient plus nombreux et plus éclatants, si l'on se décidait, comme il y a été conduit lui-même à injecter très largement et sans temporiser.

Quant aux *contre-indications*, la logique la plus simple les prévoit et l'observation les a confirmées. L'excès de liquide introduit devra s'éliminer par les reins ; donc, sauf imminence du péril, on épargnera aux reins malades une tâche qu'ils pourraient ou bien refuser, ou bien n'accomplir qu'à leur détriment.

L'augmentation de la masse du sang imposerait au cœur un accroissement d'énergie ; donc, il faudra ménager un cœur préalablement lésé. Les affections pulmonaires telles que l'emphysème, qui diminuent la perméabilité du poumon, constituent un obstacle à l'évacuation du cœur droit dans le cœur gauche, et cet obstacle deviendra plus difficile à vaincre si la masse du sang augmente ; de là encore un écueil à éviter. Enfin, l'augmentation de la pression artérielle pourrait être fatale à des vaisseaux fragiles ; on craindra donc l'hémorrhagie cérébrale chez un athéromateux. *Lésions rénales*, *cardiaques*, *pulmonaires*, *artérielles*, telles peuvent donc être les contre-indications.

Mais ces contre-indications, aussi bien que les indications positives, peuvent avoir des valeurs relatives très différentes suivant les cas. Parfois, quand la mort est imminente, l'urgence d'un relèvement immédiat de la pression sanguine prévaut contre toute considération ; d'autres fois, il appartient à la sagacité du praticien de soupeser et de comparer des arguments contradictoires. Les injections peu abondantes, hypodermiques, peuvent être de mise alors que les injections massives, intra-veineuses seraient téméraires. Bref, il y a là toute une casuistique dans laquelle nous n'avons pas le loisir d'entrer.

On notera — cela est d'ailleurs logique — que certains états, qui contre-indiquent les injections, comptent précisément parmi les indications de la saignée : telle est l'urémie, telle aussi la pneumonie. C'est dans ces cas, peut-être aussi dans diverse intoxications et infections, que la *saignée-transfusion* paraît être d'une application rationnelle.

II. Sérums artificiels divers.

I. *Sérums artificiels dilués.*

En dehors de la solution de chlorure de sodium, plusieurs autres, plus complexes, ont été proposées ; elles jouissent sensiblement des mêmes propriétés, et sauf peut-être dans certains cas spéciaux, elles n'offrent pas sur le sérum simple d'avantages actuellement bien reconnus.

Tel est le sérum de Hayem : NaCl, 5 gr., et sulfate de soude cristallisé pur, 10 gr. ; pour 1 litre d'eau.

Tel est encore le sérum de Cantani : NaCl, 4 gr., et carbonate de soude, 2 gr., pour 1 litre d'eau.

Les diverses variétés de sérums dilués, y compris la solution de NaCl à 7 p. 1000, sont généralement utilisées sous forme d'injections abondantes, tantôt intra-veineuses tantôt plus souvent hypodermiques. Bien plus rarement, on les emploie en injections relativement peu copieuses (1 à 50 grammes), à la façon des sérums concentrés que je vais maintenant signaler et dont elles possèdent à un certain degré les propriétés hypersténisantes. Cette sérothérapie artificielle *minima*, comme l'appelle Landouzy par opposition avec la sérothérapie *maxima* envisagée précédemment, produit parfois des effets plus marqués qu'on ne pourrait supposer.

II. *Sérums artificiels concentrés.*

On peut citer comme type le sérum de Chéron :

Acide phénique neigeux..................	1 gr.
Chlorure de sodium......................	2 —
Phosphate de soude......................	4 —
Sulfate de soude........................	8 —
Eau distillée bouillie..................	100 —

Beaucoup de praticiens préfèrent supprimer, dans cette formule, l'acide phénique, dont la propriété anesthésiante est avantageuse, mais dont on redoute la toxicité, encore que Chéron ait pu injecter, sans avoir d'accidents, jusqu'à 120 grammes de sa solution.

Le sérum de Luton, très ancien en date, contient 4 gr. de phosphate de soude cristallisé et 10 gr. de sulfate de soude dans 100 gr. d'eau.

On trouve dans les formulaires et on peut imaginer d'autres formules du même genre.

Les sérums concentrés s'injectent toujours sous la peau, à des doses très variables, mais relativement petites : 1 à 20 cc., très exceptionnellement 50 ou 100 cc.

Leur effet le plus utile pour la thérapeutique paraît être la stimulation, parfois remarquable, qu'ils exercent sur le système nerveux déprimé et, consécutivement, sur l'appareil cardio-vasculaire ; sous leur influence, on voit se relever la pression artérielle chez les sujets en hypotension.

Le mécanisme de ces phénomènes n'est pas clairement élucidé. On concevrait qu'une injection assez abondante modifie suffisamment les milieux chimiques de l'organisme pour modifier certaines activités fonctionnelles, mais il est difficile d'admettre que quelques centigrammes des substances dissoutes injectées, substances réputées peu actives par elles-mêmes, suffisent à produire, par une action chimique générale, les résultats hypersténisants, parfois très marqués, que l'on constate chez les déprimés. Faut-il faire intervenir des réflexes partis du lieu de l'injection ? La suggestion n'a-t-elle pas une large part aux effets observés ? Cette dernière hypothèse a été émise avec beaucoup de vraisemblance. Somme toute, la physiologie thérapeutique des injections concentrées à dose minime n'est pas absolument claire.

Quoi qu'il en soit, pratiquement, on en tire de fort heureux résultats chez les sujets épuisés par une cachexie chronique ou convalescents d'une maladie aiguë, chez les surmenés, chez les neurasthéniques, chez les enfants en état d'athrepsie et chez les vieillards atones, en un mot chez *tous les déprimés*.

III. *Sérums artificiels médicamenteux.*

Il s'agit ici, d'après la convention que nous avons faite, des solutions dans lesquelles, aux éléments habituels des sérums simples dilués ou concentrés, sont associés divers médicaments.

Dans la syphilis, en employant le sérum artificiel dilué comme véhicule des sels de *mercure*, on a pu injecter ceux-ci directement dans le sang, et leur assurer ainsi une dispersion plus rapide, une absorption plus complète peut-être et plus générale ; de là des effets thérapeutiques plus prompts et plus sûrs dans certains cas rebelles.

Dans les anémies, des considérations du même ordre ont induit certains médecins à appliquer sous cette forme des sels de *fer*.

D'autres formules, fort disparates, ont été inscrites sous la rubrique *sérum* ; mais elles n'ont guère de commun que le nom avec les sérums artificiels que nous avons considérés ; je ne m'en occuperai point.

Clermont (Oise). — Imp. Daix frères.

www.ingramcontent.com/pod-product-compliance
Ingram Content Group UK Ltd.
Pitfield, Milton Keynes, MK11 3LW, UK
UKHW020212200726
13856UKWH00004B/1335